もっとうまくいく
緩和ケア

患者がしあわせになる
薬の使い方

著 余宮きのみ

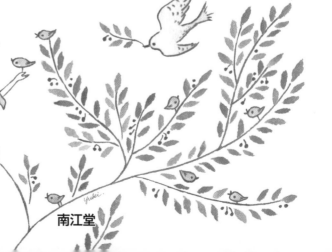

南江堂

はじめに

　緩和ケア医になって20年，私の最大の幸福は，多くの患者を紹介くださる医師や看護師に恵まれてきたことです．

　そこから得てきたものを，たった43例で言い尽くせる訳がありません．かといって，長年にわたる症例のパターンを網羅的に記すなど，そんな話は退屈でしょう．ですから，本書の43例は，退屈でない症例にしたつもりです．

　具体的には，以下のようなことです．

1．著しい苦痛であってもシンプルな原則で対応できる症例

　激しい苦痛をもつ患者を前にして，「太刀打ちできない！」とひるんでも，誰もが知っているシンプルな原則を活用すると劇的に解決する，ということはよくあることです．これまで，私の元に全国から多くの医療者が症例のコンサルテーションを寄せてくださいました．そのほとんどは，「『ここが知りたかった緩和ケア（改訂第2版）』（南江堂，2019）の●ページに記載があります」といった内容でお返事できるものでした．いざ，目の前で苦しんでいる患者に遭遇すると，本で読んだ知識をそのまま生かすことはむずかしいこともあるのだな，ということがわかりました．

　そのような経験から，本書では，これまでの3冊の自著の内容を"患者に具体的に生かすとこうなる"ということを強調できる症例を選びました．

2．緩和ケア医として成長のきっかけになった症例

　今になって考えれば想定内のことなのですが，そのパターンの症例をはじめて経験した当時の私にとっては，"思わぬ落とし穴となった症例"を選びました．

　NSAIDsによるせん妄，薬物相互作用によるせん妄，放射線治療後のせん妄，抗ドパミン薬による錐体外路症状，体動時痛に対してオピオイドを増量して転倒してしまった…などなど．想定の範囲をいかに広げることができるか．それが患者に無益な負担をかけない緩和ケアにつながります．

　特に進行終末期がん患者では，症状は悪化していく一方ですから，落とし穴に落ちてしまい患者に想定外の負担をかけてしまった薬物療法というものが，どれほど悔やまれることでしょうか．

3．これはいい方法なんじゃないかな，という症例

　緩和ケアの師匠からの言葉で自分に言い聞かせてきたことですが，「患者が自制内の苦痛に緩和するまで，医師は家には帰らない」「患者が苦しんで夜眠れないのに，医師が眠ってはいけない」という気概が大切だと思っています．

　このための戦略をひと言で言い表すと，「巧遅は拙速に如かず」．時間の限られたがん患者の緩和ケアを任された者としての座右の銘です．

これを座右の銘に，苦しむ患者を目の前にすると，既成の教科書やガイドライン，エビデンス，経験知たちが頭の中で超高速回転します．そんな状況の中で，患者との相互作用によってつくられたクリニカルパール…，何かの役に立つなら…という気持ちで症例を選びました．これは今までの自著と同じ気構えでもあります．

さて，いざ本になったものを読むと，個人の体験がいかに限られたものかがわかります．私自身がいくらでも例外や「そんなにうまくいかないこともあるよね」と反対例を思いつくのですから．すべての患者に1つの方法で対応できるなんてことはありません．

ただ，ぜひ付け加えて言いたいことは，がんによる症状の中には，決め手となる症状緩和の方法がないからといって，何もしなければ状況が改善せず，苦痛に満ちた最期になるような症状が厳然としてある，ということです．症状が改善する可能性があり，副作用が許容できるのであれば試さない手はありません．そのいくつかの方法でも提示できれば…というのが私の願いです．

また，本書は薬物療法を中心に解説していますが，薬物療法が適切に行われるところには必ず良好なコミュニケーションがあります．逆に良好なコミュニケーションが行われれば，適切な薬物療法も行われるでしょう．一方がおろそかになれば，他方の質も維持しえず，早晩，患者との信頼関係が失われていきます．症状緩和がうまくいかないときには，そんなことも見直してみてほしい，ということを付け加えておきます．

さて，本書の企画から完成まで，4年を要しました．その間，絶えず激励くださった南江堂の高橋有紀さん，杉浦伴子さん，杉山由希さんなくして本書は完成しませんでした．内容をすべて理解し，症例の臨場感を読者に届けるための試行錯誤を繰り返してくださいました．そして私の強い希望で，表紙イラストにはコイヌマユキさん，本文イラストは天野勢津子さんに描いていただくことができました．この場を借りて心からの感謝を申し上げます．

私がなしえなかった治療法について紹介的に述べることは，あまり誠実であるとは言えません．私がどのように患者を診て，どのようにしてきたかを述べる形で症例集を出版することをお許しいただきたく思います．このような本ができるだけすみやかに不要となり忘却されることこそ，むしろ私のひそかな願いです．

この本がなんらかの形で有用であれば，著者として望外の幸せです．

2021年　春

余宮きのみ

目　次

病態目次

・ここでは，それぞれの患者の病態から各ページを参照できるようにしました．
・下線部は，複数の病態にわたり分類されるものです．

1. 痛み

2. 痛み以外の症状

オピオイド定期投与では鎮痛不十分な場合

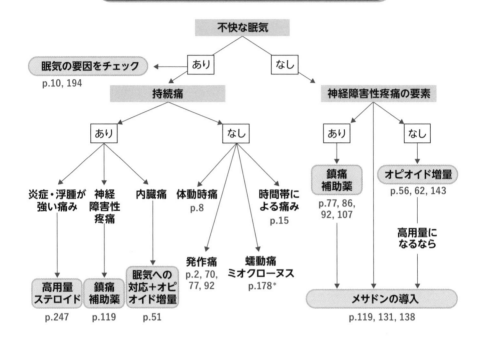

不快な眠気

あり → 眠気の要因をチェック　p.10, 194

なし

あり側：
持続痛
- あり
  - 炎症・浮腫が強い痛み → 高用量ステロイド　p.247
  - 神経障害性疼痛 → 鎮痛補助薬　p.119
  - 内臓痛 → 眠気への対応＋オピオイド増量　p.51
- なし
  - 体動時痛　p.8 → 発作痛　p.2, 70, 77, 92
  - 時間帯による痛み　p.15 → 蠕動痛 ミオクローヌス　p.178*

なし側：
神経障害性疼痛の要素
- あり → 鎮痛補助薬　p.77, 86, 92, 107 → メサドンの導入　p.119, 131, 138
- なし → オピオイド増量　p.56, 62, 143 → 高用量になるなら → メサドンの導入　p.119, 131, 138

その他：オピオイドの過量投与（放射線治療後）p.33, 37

＊ 便秘による腹痛

【メモ：鎮痛補助薬の使用例】
- p.33（放射線治療後, 突出痛）：ミロガバリン
- p.70：ラコサミド, クロナゼパム, ミロガバリン
- p.77：イフェンプロジル, ラコサミド, クロナゼパム, デュロキセチン
- p.86：ケタミン
- p.92：クロナゼパム
- p.107：ケタミン, クロナゼパム
- p.143：クロナゼパム
- p.149（慢性一次性疼痛）：クロナゼパム
- p.160（術後痛）：ミロガバリン, イフェンプロジル,（ラコサミド）
- p.168（悪性腸腰筋症候群）：バクロフェン, クロナゼパム

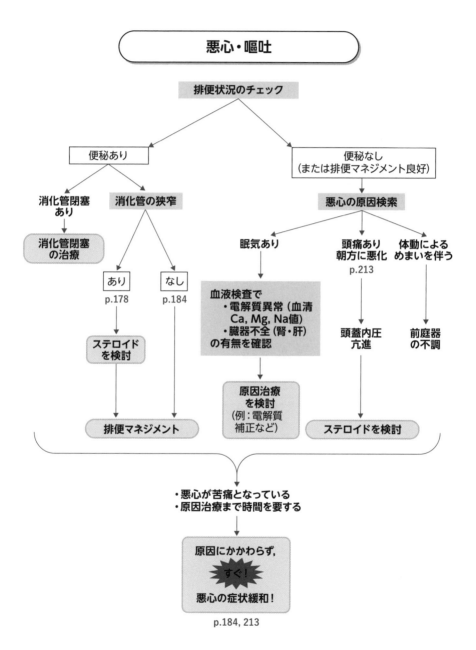

悪心・嘔吐

排便状況のチェック

便秘あり

便秘なし
（または排便マネジメント良好）

消化管閉塞
あり

消化管の狭窄

悪心の原因検索

消化管閉塞
の治療

眠気あり

頭痛あり
朝方に悪化
p.213

体動による
めまいを伴う

あり
p.178

なし
p.184

血液検査で
・電解質異常（血清
　Ca, Mg, Na値）
・臓器不全（腎・肝）
の有無を確認

頭蓋内圧
亢進

前庭器
の不調

ステロイド
を検討

原因治療
を検討
（例：電解質
補正など）

ステロイドを検討

排便マネジメント

・悪心が苦痛となっている
・原因治療まで時間を要する

原因にかかわらず，
すぐ！
悪心の症状緩和！

p.184, 213

症状・病態別　診療アルゴリズム 2

呼吸困難

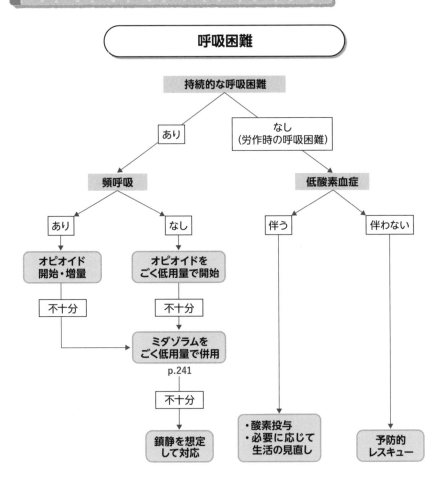

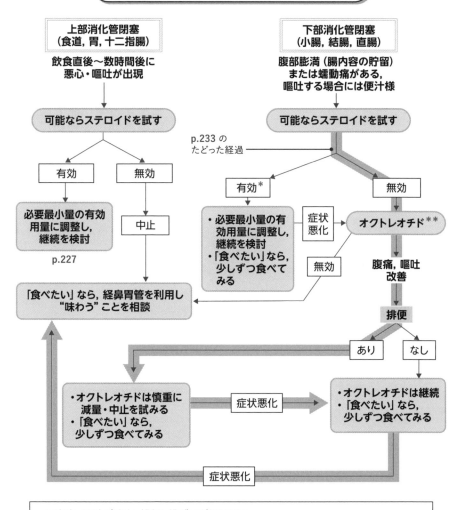

消化管閉塞の薬物治療と食事制限の目安

上部消化管閉塞
(食道, 胃, 十二指腸)

飲食直後〜数時間後に
悪心・嘔吐が出現

↓

可能ならステロイドを試す

有効 → 必要最小量の有効用量に調整し, 継続を検討
p.227

無効 → 中止

↓

「食べたい」なら, 経鼻胃管を利用し "味わう" ことを相談

下部消化管閉塞
(小腸, 結腸, 直腸)

腹部膨満 (腸内容の貯留)
または蠕動痛がある,
嘔吐する場合には便汁様

↓

可能ならステロイドを試す

p.233 の
たどった経過

有効* → ・必要最小量の有効用量に調整し, 継続を検討
・「食べたい」なら, 少しずつ食べてみる

症状悪化

無効 → オクトレオチド**

無効

オクトレオチド** → 腹痛, 嘔吐改善 → 排便

あり / なし

・オクトレオチドは慎重に減量・中止を試みる
・「食べたい」なら, 少しずつ食べてみる

症状悪化 →

・オクトレオチドは継続
・「食べたい」なら, 少しずつ食べてみる

症状悪化

* 腹痛・嘔吐が消失, 排便・排ガスが得られる
** 蠕動痛がある場合には, オクトレオチドの代わりにブチルスコポラミンを使用, またはオクトレオチドとブチルスコポラミンを併用する

手術 (ストマ造設術, バイパス術など), 消化管ステントの適応については適宜検討する

本書の使い方 1

【本項のレベル】

各項目をレベル I 〜 III の 3 段階で分類しました．レベルの指標は以下の通りです．

レベル I

これだけは押さえてほしい！
ここだけは見落としてほしくない！

レベル II

この内容も押さえておくと，より質の高い緩和ケアが行えます．

レベル III

この内容も知っておくと "鬼に金棒！" レベルに達せます．

【患者・家族や医療者の訴え】

現時点で，患者・家族や医療者がどのような苦痛について訴えているのかがわかります．

【現処方】

現時点で患者に処方されている内容です．ここに上記の訴えにつながる問題が隠されています．

【PROBLEM LIST】

現時点で対処すべき患者の病態・症状をここで示します．
これは後述の【アセスメント】から導き出されたものです．

（右側の誌面例）

レベル III

 C 薬剤をもっと使いこなす

4. 頻発する発作痛では鎮痛補助薬を使いこなす

> 何も覚えてない…全部忘れちゃう…困る…痛みは全然ない．

> お腹がいったーい．あー，本当に痛い，背中も痛い，急にくるの！我慢できない．

> さっきまで笑顔で「痛くない」といっていたのに，ナースコールがあって訪室すると激痛なんです．それでレスキューを 10 回も使っているので，ベースアップしてもいいかな，って思います．

現処方

・ヒドロモルフォン持続注射 8.0 mg/日，レスキュー：0.5 mg/回（15 分おきに使用可）
・ナルデメジン 0.2 mg/日，分 1
　（経過中，ロキソプロフェン 180 mg/日，分 3，アセトアミノフェン 3,000 mg/日，分 3 も試されたが無効のため中止）

PROBLEM LIST

\# 腹部腫瘍による発作痛
　①心窩部〜右側腹部痛：胆嚢腫瘍，肝転移による痛み
　②背部痛：腹部リンパ節転移，肝転移による痛み
\# 低活動型せん妄（オピオイド増量に伴って出現）

70 I．もっとうまくいく 痛みのマネジメント

これで解決！ 次の一手

✚ **鎮痛補助薬を併用：ラコサミド，クロナゼパム，ミロガバリンを追加**

➡ ラコサミド 100 mg/日，分 2 開始．発作痛が 1 日 10 回以上あったが，5 回
程度に減少．しかし NRS 8 と苦痛が強いため，ラコサミドを 200 mg/日，
分 2 へ増量し，クロナゼパム 0.5 mg/日，眠前，ミロガバリン 10 mg/日，
分 2 を併用

- ラコサミドを第一選択にした理由：眠気と低活動型のせん妄があったため，
  眠気のほとんど出ない鎮痛補助薬を選択
- クロナゼパムを第二選択にした理由：発作痛は 1 日を通してあるものの，
  夜間に多い傾向があったため眠前投与で開始することで，夜間の発作痛の
  抑制を期待した
- ミロガバリンを選択した理由：オピオイドとの併用により，腹腔神経叢浸
  潤の内臓痛に鎮痛が得られる経験をしているため

➡ 発作痛は消失

✚ **オピオイドの減量：ヒドロモルフォン持続注射は漸減し，3.1 mg/日ま**
  で減量

- ➡ せん妄は消失

 マサヨさんの場合

- 70 歳台，女性．初診にて，胆嚢がん，多発肝転移，腹部リンパ節転
  移（肝門部〜傍大動脈）（図 1），腹膜播種（腹水は少量），多発肺転
  移と診断され，抗がん薬治療前．
- 頭部 CT 上，明らかな脳転移なし．PS 2，食事 5 割摂取，eGFR
  96.0 mL/分．
- 1 週間前に塩酸モルヒネ持続注射 100 mg/日投与下，せん妄状態で
  転院してきたため，主治医によりヒドロモルフォン持続注射に変更
  し，約半量（6.3 mg/日）まで減量し投与されていた．しかし，痛み
  とせん妄の状態は変わらず，レスキュー薬を頻繁に使用するため定
  期オピオイドの増量を行ったが，日中の眠気が強くなり，鎮痛も得

本書の使い方 2

【アセスメント】

・著者によるアセスメントの内容
　と，その結果導き出された患者
　の病態・症状（problem list）を
　最後に示します.
・本文中の下線は，problem list
　を導き出す際にカギとなった内
　容です.
・"患者のイラスト" では，主に問
　題となっている患者の状態をあ
　らわしています. 痛みの種類を以
　下のように，持続痛＝楕円形,
　突出痛＝ギザギザの輪郭として
　示しています.

例）　持続痛　　　突出痛

🖊 アセスメント

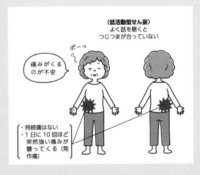

● 持続痛：NRS 0
● 突出痛：1日に10回程度（きっかけなく突然出現する発作痛で，2〜3
　分で消失するものの NRS 10 となり，身もだえする），発作痛のたびにレ
　スキュー薬を使用するが，薬効があらわれる15分後には寝てしまう
● 意識レベル：JCS I-2
● 低活動型せん妄：活動量，行動速度，会話量，会話速度が低下しており，
　無気力. 病状説明をされたことや入院している病院名などについて質問
　しても「知らない」という返答であり，記憶欠損，失見当識がみられる
→ 発作痛に対して定期オピオイドを増量した結果，せん妄が生じてしまっ
　たと考えられる. 発作痛への対応と定期オピオイドの減量が必要

✉ メッセージ 1　持続痛か突出痛かで治療方針は異なる

　患者が痛がっている様子をみると，つい「オピオイドを増量しよう！」と思っ
てしまいます．でも，「定期オピオイドを増量しよう！」と思ったとき，忘れず
に行いたいことがあります．**"その痛みは持続痛か突出痛か"，アセスメントする**
ことです．持続痛があれば，オピオイドの増量で対応するのは適切です．

　しかし，マサヨさんのように，**持続痛はなく突出痛のみの場合，痛がっている**
からといって定期オピオイドを増量すると眠気が増し，患者によってはせん妄と
なり，かえって QOL が低下してしまうことがあります（図2）．

　また，オピオイドに限らず，せん妄のなりやすさには個人差があります．せん
妄になりやすい患者では，少しオピオイドが過量になるとすぐにせん妄になり，
オピオイドを減量するとすぐにせん妄が改善します．

COLUMN　メサドンが内服できなくなったとき

　メサドンは，経口剤しか使用できないため，内服困難になればほかのオピ
オイドの注射剤へ変更する必要が出てきます．

　先行オピオイドからメサドンへ変更するときには，換算量が定められてい
ます．一方，この換算は，先行オピオイドからメサドンへの一方通行で，メ
サドンからほかのオピオイドへの換算比について明確なものはありません．

　国内外の報告では，経口メサドン：経口モルヒネ（経口モルヒネへ変更時）は
1：3〜1：6と幅が広く，悩ましいです．

　筆者は，"今，患者に痛みがあるかどうか"で対応を分けています．

①今，痛みがない場合

　メサドンが蓄積している可能性を念頭におき，オピオイド注射をポンプに
搭載し，投与速度 0 mL/時とし，痛みが出現したらレスキュー薬で対応でき
るようにレスキュー投与（これまで使用していた経口レスキュー薬と等鎮
痛量）のみ指示しておきます．

➡レスキュー投与が数時間に1回など定期的に必要となってきたら，持続
注射の開始をします．持続注射の開始投与速度は，1日に必要としたレス

I

もっとうまくいく
痛みのマネジメント

A やっぱりアセスメント

1. 痛みは日々刻々と変化する

（入院したときは激痛だったけど，オピオイドの増量で痛みは本人の目標の NRS 1 ～ 2 に落ち着いて，そろそろ退院だな）

1 週間後の退院までに，もう少し痛みが楽になってほしいなと思っているんです．レスキューはなかなか効かないから，あまり使ってないよ．

（あれー，疼痛治療に満足が得られていない！ もう一度，痛みの評価をしなくちゃ！ 反省✑）

現処方

〈化学療法施行中〉

・副腎転移の痛みに対して，ヒドロモルフォン徐放製剤 18 mg/日，分 1，ミロガバリン 30 mg/日，分 2
・レスキュー薬：ヒドロモルフォン速放製剤 4 mg/回
・胸椎転移による痛みに対して，放射線治療終了

PROBLEM LIST

胸椎転移による痛みは消失したが，もともとの副腎転移による発作痛が再燃

これで解決！ 次の一手

+ 鎮痛補助薬を試してみる：発作痛軽減のための治療として

➡ ラコサミド 100 mg/日，分 2 より開始

➡ 翌日には持続痛は NRS（Numerical Rating Scale）1 〜 2 が 0 となった

➡ 発作痛も 0 〜 2 回/日程度となり，生じても NRS 1 〜 2 程度に治まっている

+ レスキュー薬としてフェンタニル口腔粘膜吸収剤を導入し，タイトレーションを試みる

➡ フェンタニル口腔粘膜吸収剤 100 μg/回導入し，当日 2 度使用．2 度とも 2 回連続使用で有効であったため，導入翌日から 200 μg/回へタイトレーション．投与量は 200 μg/回に決定した

> 発作痛は楽になったから，レスキューもほとんど使わなくて大丈夫だけど，今度のレスキューはすぐ効くからいいね．

ナオキさんの場合

- 40 歳台，男性．食道胃接合部がん（小細胞がん）．
- 以前問題となっていた副腎転移（図 1）による左腰背部痛は，ヒドロモルフォンとミロガバリンにより鎮痛良好で経過していた．
- 1 ヵ月前ごろより，新たな部位に強い痛みが出現したため入院し，緩和ケアチームに紹介された．
- 診察と脊椎 MRI の結果，新たな痛みは，第 5 胸椎（Th5）転移の神経根圧迫（図 2）による神経障害性疼痛と診断され，放射線治療（3 Gy × 10 回）を施行した．
- 胸椎転移による痛みに対してデキサメタゾン 4 mg/日，分 1 を投与し，持続痛は NRS 2 〜 3 へとすみやかに落ち着いた．
- デキサメタゾンは 4 mg/日を 3 日間，2 mg/日を 4 日間と漸減し，計 7 日で投与終了としたが，放射線治療の効果も相まってか，本人の目標とする NRS 1 〜 2 に落ち着いていると認識していた．

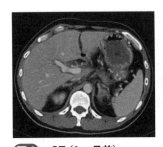

図1 CT（1ヵ月前）

左副腎転移を認める（枠内）.

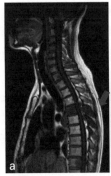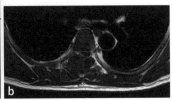

図2 脊椎 MRI（今回入院時）

a：Th1，Th5，Th10 で脊椎転移を認める（矢印）.

b：Th5-Th6 の棘突起転移を認める（枠内）.

🔬 アセスメント

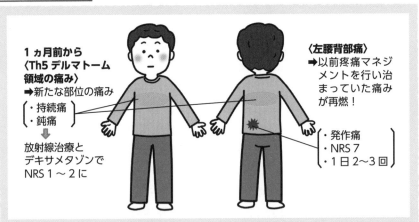

1ヵ月前から
〈Th5 デルマトーム
領域の痛み〉
→新たな部位の痛み
（・持続痛
・鈍痛）

放射線治療と
デキサメタゾンで
NRS 1〜2 に

〈左腰背部痛〉
→以前疼痛マネジ
メントを行い治
まっていた痛み
が再燃！

（・発作痛
・NRS 7
・1日2〜3回）

【痛み】

● 部位：左腰背部

● 持続痛：NRS 1〜2，鈍痛

● 発作痛：NRS 7，1日に2〜3回

【レスキュー薬の効果】

● まったく効かないことはない，30分後に NRS 7 が 5 ぐらいには下がる，
1時間後には楽になっている

> ほかの薬は知らないから，このレスキューでやっていくしか仕方がないんでしょ．

- 目標：NRS 1 ～ 2，「時々生じる発作痛がなければいいな」と思っている
→ 今回入院目的の胸椎転移による痛みにのみ着目していたが，もともとの副腎転移による痛み（発作痛）の再燃に対する疼痛治療が必要

 メッセージ 1　痛みの評価は継続的に行う

がんの痛みは，時間の経過とともに新たな転移や腫瘍の増大により，複数の痛みが混在してくることが特徴です．ナオキさんも初期は副腎転移の痛みだけでしたが，時間の経過とともに胸椎転移による痛みを合併しました．胸椎転移の痛みが和らいだので安心していたら，退院直前になってから元の副腎転移の痛みが再燃し始めていました．

「痛みの評価は継続的に繰り返し行う！」…よく耳にはしますが，その重要性が改めて痛感されます．

 メッセージ 2　痛みの原因の診断なくして疼痛治療なし

痛みの原因により疼痛治療は大きく異なります．**痛みの原因を診断するためにもっとも重要な情報源は，"痛みの部位"です．痛みの部位**に相当するところに腫瘍があれば，その腫瘍が痛みの原因だとわかります．逆に，画像上説明できない**部位**に痛みがあれば，新病変の可能性があります．ナオキさんも，もともとは**副腎転移による"左腰背部痛"**でしたが，入院時にきちんと"痛みの部位"を確認したところ，**Th5 のデルマトーム領域という新たな部位の痛み**が出現していました．これまでの画像所見では説明できない痛みだったため，至急 MRI を撮影したところ，Th5 転移，神経根圧迫による神経障害性疼痛と診断し，放射線治療を行うことができました．

もしも，"痛みの部位"を確認していなければ，胸椎転移を見逃すことになり麻痺に進展しなかったとも限りません．また，持続痛に加えて動作時痛も伴って

いたので，オピオイドの増量だけを行っても鎮痛は得られなかったでしょう．このように，疼痛治療では，常に痛みの原因を同定する必要があります．それには，特に"痛みの部位"の変化を見逃さないようにするとよいでしょう．

 メッセージ 3 痛みの原因を絞るには，まずは詳細な問診
➡必要に応じて画像所見

　このように，"痛みの部位"を問診すると，ある程度痛みの原因が絞られてきます．痛みの部位から容易に原因が想定される場合もありますが，より詳細に問診をしないと原因がわからないこともあります．たとえば，"腹痛"といっても，原因ががん性腹膜炎のこともあれば，便秘や腸閉塞のこともあるでしょう．がん性腹膜炎ならオピオイドの増量でかまいませんが，便秘ならオピオイドの増量は逆効果です．腸閉塞による腹痛なら，腸閉塞の治療をしなければなりません．このように，痛みの原因を同定するには，痛みの問診だけではなく，"腹痛"なら便秘，悪心・嘔吐といった消化器症状についても問診し，腹部診察や画像所見を組み合わせて診断する必要があります．

 がんは腫瘍を形成することが多いので，痛みの原因となる病変も，多くの場合，画像診断で確認ができます．画像上，痛みの評価結果を説明できないとしたら，新たな病巣はないか画像検査を行うことも大切です．

 メッセージ 4 "患者の満足度"を評価する

　とはいっても，入院中に毎日，痛みの詳細な問診をするのは現実的ではありません．患者にとっても負担になります．**新たな痛みを適切にキャッチする**にはどうしたらよいのでしょうか．筆者の施設では，少なくとも"痛みの部位"だけは毎日確認をするようにしています．また，"**疼痛治療の満足度**"について質問してみるのもよい方法でしょう．ナオキさんの場合は，退院日が決まったので，疼痛治療の満足度を確認しようと，

 痛みの調整は，今の感じでよさそうですか？　お家で過ごせそうですか？

と質問したところ，強い発作痛が再燃しており，疼痛治療への満足が得られていないことが発覚しました．

　症状緩和の目標は，"患者の満足"です． オピオイドはどこまで増やすのか？という質問を受けることがありますが，**"患者の満足が得られる投与量"** と考えれば，おのずとどうすればよいのか，答えがみえてきます．

✉ メッセージ 5　"患者の満足"に到達するまでレスキュー薬を調整する

　どんなにうまく疼痛治療を行っていても，病状が進行し痛みが増悪したとき，あるいは突出痛の際には，レスキュー薬が必要になります．**レスキュー薬** が本当に "救済" となるためには，個々の患者ごとに**投与量と投与経路（剤形）を調整する** ことが大切です．つまり，**痛いときに使って "満足のいく" レスキュー薬になるよう調整** するのです．

①レスキュー薬の投与量を調整する

➡レスキュー薬が効き，かつ眠気が患者の負担にならない投与量にする（p.55 I-C-1 の図 3 参照）．よく効くが眠気が強くなり困るようなら減量し，逆に効果が不十分で眠気がなければ増量する．

②レスキュー薬の投与経路を検討する

➡レスキュー薬は，剤形によって効果発現時間や効果持続時間，また使い勝手が異なります（p.95 I-C-7 の表 1 参照）．

　経口速放製剤を使用している場合には，"即効性がないことや，眠気の持ち越し，内服負担で困っていないか" について質問し，満足のいくレスキュー薬となっているかどうかアセスメントすることが大切です．ナオキさんも，レスキュー薬は「処方されている薬しか選択肢はないのだから，なんとかこれでやりくりしなければ」と思っていました．

　患者は，オピオイド製剤の選択肢について知りません．ですから，選択肢を知っている医療者が，今の処方で本当に満足が得られているのかを掘り下げて質問してはじめて，患者の満足のいく疼痛治療が実現できるのです．

A やっぱりアセスメント

2. どこが，どんなときに 痛いのか？

眠いし痛いし大変ですよ.

現処方

・第 2 腰椎転移に対して放射線治療中（3 Gy × 10 回）
・前日，患者の「痛い」という訴えに対して，ヒドロモルフォン持続注射を 3.6 mg/日 から 4.8 mg/日へ増量（約 30％増量）
・ミロガバリン 10 mg/日，分 2
・デキサメタゾン 4 mg/日，分 1（放射線治療とともに開始）
・便秘治療薬（ナルデメジン 0.2 mg/日，分 1，リナクロチド 0.25 mg/日，分 1，酸化 マグネシウム 2 g/日，分 3）

PROBLEM LIST

\# 第 2 腰椎転移による体動時痛
\# オピオイドによる眠気

これで解決！ 次の一手 ＋

＋ 座位時の荷重時痛には，軟性コルセットを装着してもらう
＋ ヒドロモルフォン持続注射を減量：3.6 mg/日まで減量

軟性コルセットをつけたら…痛みなく座位になれた！

✚ 患者に痛みの種類と治療法について説明

→ "鎮痛薬は安静時痛を和らげるものであり，体動時痛はセルフケアで対応する"ことを説明

→ **眠気が消失**

→ **そのため，痛みの出ない動き方をするなどのセルフケア能力が回復し，満足な鎮痛が得られた．その後，放射線治療により体動時痛も緩和された**

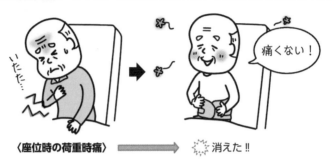

〈座位時の荷重時痛〉 ⟹ 消えた‼

ヒロシさんの場合

- 70歳台，男性．膵臓がん．腎機能（eGFR）98.0 mL/分．今回エピソード直前のPS（Performance Status）は1．化学療法は終了している．
- **腰部の痛み①**：仰臥位での安静時痛➡ヒドロモルフォン持続注射のタイトレーションにて消失している．
- **腰部の痛み②**：座位時の荷重時痛（性状：ズキズキ，重苦しい），頭部挙上20度で荷重時痛が出現する．
- **第2腰髄（L2）デルマトームに一致する左大腿側面〜前面の痛み**：持続痛（性状：ビリビリ）➡ミロガバリン10 mg/日，分2にて消失している．
- 前日，患者の「痛い」という訴えに対して定期オピオイドを増量したところ，眠気が強くなり患者の痛みの訴えも強くなってしまったため，緩和ケアチームに紹介された．

📝 アセスメント

- 定期オピオイド増量後に，眠気と痛みが増強➡まず，表1に沿って眠気の原因を確認！
  ①持続痛はあるか？➡仰臥位〜頭部挙上20度までは痛みはないが，頭部挙上20度以上になると腰部に荷重時痛が出現する
  ②肝腎機能障害は？➡正常範囲であった
  ③その他の要因➡血液データなどで眠気の原因は検出されない
  ④薬物相互作用の影響は？➡問題はなさそう
- 脊椎MRI（図1）：L2転移〔SINS（Spinal Instability Neoplastic Score）：7点〕

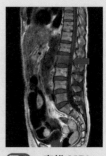

図1 脊椎MRI
L2に骨転移を認める（矢印）．

表1 オピオイド使用中に眠気，せん妄，悪心など副作用が予想以上に出てしまった場合に確認すること

- **持続痛はあるか？**
  持続痛はなく突出痛しかない状態に対して，定期オピオイドを増量した場合
  ➡定期オピオイドは減量または中止し，突出痛への対処を行う
- **肝機能障害はないか？**
  ➡あれば，オピオイド徐放製剤を減量する
  これ以上減量できない場合には，徐放製剤を中止し速放製剤をレスキューで使用する
- **腎機能障害はないか？**
  ➡あれば，下記のような順でオピオイドを変更する
  モルヒネ➡ヒドロモルフォンまたはオキシコドン➡タペンタドールまたはフェンタニル
- **その他の要因はないか？**
  ・電解質異常（Ca，Mg，Na，K），血糖異常など➡補正を行う
  ・夜間不眠による日中の眠気➡睡眠マネジメント
  ・病状の悪化
- **薬物相互作用をきたす薬剤*の併用はないか？**
  ➡①オピオイドを減量する，②オピオイドを変更する，③可能なら相互作用を生じている薬剤の減量・中止

*オキシコドンはCYP3A4，CYP2D6，フェンタニルはCYP3A4の阻害作用を有する薬剤との併用で血中濃度が上がる（p.45 I-B-5の表1参照）．

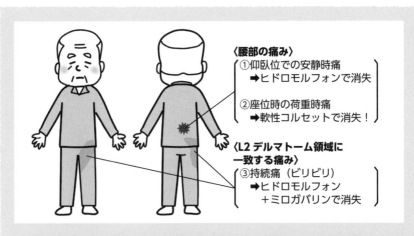

〈腰部の痛み〉
①仰臥位での安静時痛
　➡ヒドロモルフォンで消失

②座位時の荷重時痛
　➡軟性コルセットで消失！

〈L2 デルマトーム領域に
一致する痛み〉
③持続痛（ビリビリ）
　➡ヒドロモルフォン
　　＋ミロガバリンで消失

➡**L2 転移による**座位時の荷重時痛．仰臥位（安静時）の痛みがない状況下で定期オピオイドを増量したため，眠気が増強している．眠気のためセルフケア（座位時にはコルセットを装着するなど）ができなくなり，かえって痛みが強くなっている．定期オピオイドの減量と，体動時痛にはセルフケアが重要なことを説明する必要がある

✉ **メッセージ 1**　定期オピオイドのタイトレーションは
　　　　　　　　　　安静時痛に限定する

　ヒロシさんの場合，オピオイドと鎮痛補助薬で仰臥位（安静時）の痛みは消失している状態です．そして，眠気が出る前には，腰を回旋しないように寝返りをうつ，座位になるときにはコルセットを装着するなどのセルフケアをしながら過ごしていました（**図2**）．

　ところが，時に生じる体動時痛に対して定期オピオイドを増量してしまったため，眠気が増してセルフケアができなくなり，かえって体動時痛が増してしまったのです．こうした，**安静時痛（持続痛）のない状態で安易に定期オピオイドを増量し，眠気によりかえって体動時痛が増す**ことはよくみられます．眠気が強くなれば，当然のことながら注意力は低下し，転倒や不用意な体動につながります．場合によっては，せん妄や骨折，麻痺になる可能性さえあります．

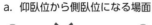

a. 仰臥位から側臥位になる場面

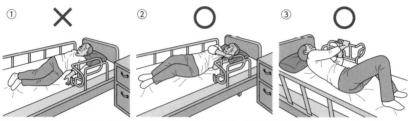

① ✕
② 〇
③ 〇

両膝を立てた後に膝を先に倒すと脊椎が回旋してしまうので避ける

肩と骨盤が一緒に動くように指導する. この際, 手すりを利用するとうまくいく

b. 悪い例

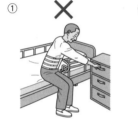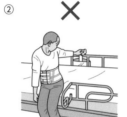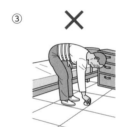

① ✕
② ✕
③ ✕

腰をひねって引き出しに手を伸ばしているところ

腰をひねってゴミ箱にティッシュを捨てているところ

床の物を拾おうとしているところ

図2 脊椎転移による体動時痛のある患者への動作指導

［余宮きのみ他：ペインコントロールとリハビリテーションのかかわり. 臨看 36：494-502, 2010 より著者作成］

　ヒロシさんを通して，骨転移痛に対してオピオイドをタイトレーションする際には，**安静時痛と体動時痛を区別して評価する**ことの重要性（p.107 I-D-1 参照）が身にしみます．加えて，**鎮痛薬の役割（基本的には安静時痛の鎮痛）とセルフケアの必要性（痛みを誘発する動作を避ける生活方法）について説明**し，目標を共有しておけば，安易に定期オピオイドを増量せずにすんだのかもしれません（p.112 I-D-1 のメッセージ2参照）．

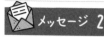
メッセージ 2　　**体動時痛のアセスメント**
　　　　　　　　　　——**どこが，どんなときに痛いのかで対処法がわかる**

　ひと言に体動時痛といっても，**どの動作や姿勢で痛みが出るのか，同定する**ことが大切です．患者自身もどの動作が痛いのか自己分析できていないことがあります．そのため筆者は，表2に示した**一連の動作を目の前でやってもらい，"どの動作，どの姿勢で痛くなるのか"，また"痛みが出ない動作"をきちんと確認し患者と共有する**ようにしています．そうすることでおのずと，**痛みを避ける，すなわち骨折や麻痺のリスクを避ける生活方法**が明らかになります．

　たとえば，「トイレに行くとき痛い」といった場合，起き上がり，座位，立ち上がり，立位，歩行の中のどの動作が痛いのかがわかれば，その動作を避ける工夫をすることで，痛みのないトイレ動作が実現できます．また，痛みの原因がトイレ動作ではなく，便座に座ったときや下着の着脱の刺激により大腿後面が痛くなるのであれば，大腿後面のアロディニアが原因ということになります．また膀胱や会陰への腫瘍浸潤により，下腹部や会陰部の排尿時痛（排尿前，排尿後の場合もある）が生じている場合もあります．便座に座ったときだけのアロディニアも排尿時だけの痛みも，定期オピオイドの増量で対応しようとしても鎮痛はむず

表2　**体動時痛のアセスメントとリハ的な対応**

この順に目の前で動作をしてもらい，痛みの生じる動作・姿勢を確認すると対応方法がみつかる．対応方法の1つとして，"ゆっくり動くこと"は痛みの軽減に有効である．

動作の順番	痛みの原因	リハ的な対応
①寝返り （痛みの部位と動作・姿勢を同定する）	・転移部の荷重・動作 ・脊椎の回旋	・転移部に荷重がかからない姿勢 ・転移部に動作が加わりにくい体位変換 ・脊椎をひねらないよう動作指導
②背もたれをはずさず，電動で座位になる	・脊椎への荷重	・免荷（コルセット，上肢をオーバーテーブルにのせる）
③背もたれをはずす	・脊椎への荷重	・免荷（背もたれをクッションなどでつくる，コルセット，上肢をオーバーテーブルにのせる）
④端座位になる	・脊椎の回旋	・ひねらないような動作指導
⑤立ち上がる	・脊椎への荷重	・免荷（座面を上げる，動作方法，コルセット，手すり）
⑥立位	・脊椎への荷重	・杖，歩行器

［余宮きのみ：ここが知りたかった緩和ケア，改訂第2版，南江堂，東京，p.131，2019より引用］

かしく，過度な眠気ばかりが生じることになります．アロディニアには鎮痛補助薬，排尿時痛にはレスキュー薬を上手に使用するなど，それぞれ対応方法を検討します．

このように"どこが，どんなときに痛いのか"ということに関して，医療者自身が**患者の痛みを細かく表現できるまでアセスメント**してはじめて，適切な疼痛治療が実現できます．そしてそれは，安易な定期オピオイドの増量による弊害を避けることにもつながるでしょう．

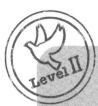

A　やっぱりアセスメント

3. 夜間痛を見逃さない

今は痛くないんです．眠いですね．ぼーっとします．今はみえないけど，鳥の巣がみえました．自分でも変だと思う．でも，夜は痛くて眠れないんです．大変なんです．助けてください．

現処方

・フェンタニル持続注射 0.18 mg/日，レスキュー：0.02 mg/回（15 分おきに使用可）
　→夜間に 3 回（0.06 mg）程度使用
・デキサメタゾン 2 mg/日，分 1
・便秘治療薬（ナルデメジン 0.2 mg/日，分 1，酸化マグネシウム 330 mg/回，1 日 1
　～ 2 回）

PROBLEM LIST

傍大動脈リンパ節転移による夜間痛
オピオイドによるせん妄

これで解決！ 次の一手

+ **フェンタニル注射を減量**
　→0.12 mg/日に戻す
+ **タペンタドール 25 mg を眠前投与開始**
　→夜間使用していたレスキュー薬の合計量は，フェンタニル注 0.06 mg ≒タペ
　ンタドール 20 mg 相当

→その晩より夜間痛なく良眠でき，日中の眠気も消失

すっごくよく眠れたよ．こんなに痛くなかったのは久しぶり．よかったよ．眠気もなくなったよ．

📎 コウヘイさんの場合

- 80歳台，男性．膀胱がん．
- 経尿道的膀胱腫瘍切除術後，化学療法後再発．両側水腎症，高度腎機能障害（eGFR 20 mL/分台）．Alb 2.1 g/dL，Na 127 mEq/L と低下，発熱なし．PS 3.
- 背部痛に対してトラマドール50 mg/日，分2，アセトアミノフェン3,000 mg/日，分3を服用していたが，食欲不振，体動困難と痛みのため入院．食欲不振にデキサメタゾンが開始され，食欲は回復している．
- 入院時（7日前）よりフェンタニル持続注射0.12 mg/日（0.1 mL/時）が開始され鎮痛が得られたが，夜間になると痛みが強くなり，レスキューを3回必要とする日が続いたため，前日から0.18 mg/日へベースアップされた．
- しかし，夜間痛は軽減せずレスキュー回数は変わらず，日中の眠気が強くなってしまったため，緩和ケアチームに紹介された．

🧪 アセスメント

- 背部痛：診察時は NRS 0（入院時の NRS 5 から軽減），夜間は NRS 8 になるとのこと
- 眠気があり傾眠傾向
- 低活動型せん妄：CCS（Communication Capacity Scale）5/17

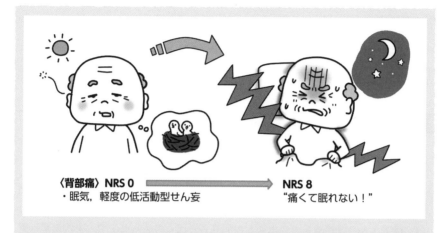

〈背部痛〉NRS 0　　　　　　　　　　　　　　　　NRS 8
・眠気，軽度の低活動型せん妄　　　　　　　　　　　"痛くて眠れない！"

→腹部CT所見と併せて，痛みの原因は傍大動脈節リンパ節転移によるもの．
日中はフェンタニル注射で鎮痛されているが，残存する夜間痛に対して
ベースアップしたところ，過度な眠気，軽度の低活動型せん妄が生じた
→せん妄に対してフェンタニル注射の減量と夜間痛のマネジメントが必要

メッセージ 1　痛みが強くなる時間帯がある

　がん疼痛治療をしていると"痛みが強くなる時間帯"がある患者に出会うこと
は少なくありません．なかでも多いのは，**夜間に痛みが増強する夜間痛と明け方
に増強する早朝の痛み**です．明け方増強する痛みは，数分から 1 ～ 2 時間以内
程度の短時間の突出痛のことが多いので，**レスキュー薬の投与量や投与経路など
を調整***することである程度対応ができます．一方，夜間を通して痛い夜間痛は，
持続時間が長く，数時間ごとのレスキューを必要とし，夜間不眠も加わるため強
い苦痛となります．

　特に注意が必要なのは，日中の痛みは落ち着いているのに，夜間痛を"1 日を
通して痛みがある状態と誤ってとらえられてベースアップしてしまった"…その
結果，コウヘイさんのように日中の眠気やせん妄をきたしてしまうことです．ベー
スアップしても夜間痛を鎮痛するほどのベースアップがされないと，"日中は眠

気，夜は痛みで苦しむ”ということになってしまいます．

*痛みの強い時間帯だけ，レスキュー薬を増量する，即効性のフェンタニル粘膜吸収剤を使うか持続注射に変更してレスキューに即効性をもたせる，また持続注射を行っている患者であれば看護師が覚醒前に予防的にレスキュー薬を投与しておくなど．

COLUMN　　夜に痛みが増すのは不安のせい？

　　夜に痛みが増すと，「不安が強いから」と安易に判断されることがありますが，夜間痛を疑ってきちんとアセスメントすべきです．夜間痛のメカニズムは不明ですが，骨転移，皮膚転移などの体性痛，炎症の強い痛みなどは夜間に強くなることを経験します．そのほか，同一姿勢や不用意な体動，体温の低下など自律神経系の変化などの関与も一因と考えられます．また夜間は薬剤の投与間隔が空くため，薬効の切れ目による影響が加わることもあります．

メッセージ 2　　“痛みが強くなる時間帯”を漏れなくキャッチするには？

　　日ごろから「**夜になると痛くなるなど，決まって痛くなる時間帯はありますか？**」という質問をすることです．患者自身が気づいていないこともあり，「そういえば…夜に痛いかも」ということがあります．加えて，**“毎日，決まった時間帯にレスキュー薬を使っていないか？”**レスキューの時間帯をチェックするようにしましょう．そして，“なぜレスキューを必要としているのか？”がわかれば，対処法の糸口がみつかります．

メッセージ 3　　夜間痛に対する対応——薬物療法（表1）

　　薬物療法には，“夜間に焦点をあてた鎮痛薬，鎮痛補助薬の工夫”と“睡眠マネジメント”の2通りの方法があります．どちらの方法を選択するか，現場では迷うことも多いのですが，**痛みのため眠れない場合には鎮痛薬，鎮痛補助薬の工夫を，夜に中途覚醒したら痛い場合には睡眠マネジメント**を基本にするとよいでしょう．

表1 夜間痛への対処例（薬物療法）

● **夜間痛のため眠れない場合**
 1. 夜間のオピオイド投与量の増量
  a. オピオイド持続注射　　日中 0.1 mL/時
  　　　　　　　　　　　　　夜間 0.1 mL/時＋レスキュー使用分を上乗せした投与速度
  b. 夜のみ 12 時間製剤（タペンタドール，オキシコドン徐放製剤）を追加または増量
  　　例：タペンタドール朝 25 mg，夜 100 mg（レスキュー分を上乗せした量）
  c. オピオイド持続注射 0.1 mL/時
  　　＋眠前にタペンタドール● mg（レスキュー分を上乗せした量）
 2. 夜間の鎮痛補助薬の工夫
 3. 徐放性の鎮痛薬への変更
● **夜，中途覚醒したら痛い場合**
 4. 十分な睡眠マネジメント

1. 夜間のオピオイド投与量の増量

　日中は鎮痛が得られているようなら，**夜間のみオピオイドをベースアップ**します．コウヘイさんは，すでに持続注射を使用しており，夜間にベースアップする方法（**表1a**）もありますが，実はこの方法は看護師に負担をかけることになります．また，在宅療養中の患者では施行できません．そのため，まずは**12時間製剤を夜に追加する**ことにしました（**表1b**）．コウヘイさんのように高度腎障害がある場合などでは，タペンタドールを選択すると安心です．

2. 夜間の鎮痛補助薬の工夫

　神経障害性疼痛や骨転移痛では，鎮痛補助薬を夜に効果が強くなるように工夫します．1日2回の鎮痛補助薬なら夕方分を増量する，または，半減期が長く夜間を十分カバーしてくれる1日1回の薬剤を夕方に加えるなどです．

処方例

例1：ミロガバリン 5 mg/日，夕食後

例2：ミロガバリン 10mg/日，分2 ➡ 15mg/日，分2（朝 5 mg，夕 10 mg）と夕方分を増量

例3：クロナゼパム 0.5 mg/日，夕食後

例4：メマンチン 10 mg/日，夕食後（適応症はアルツハイマー型認知症であることに注意）

鎮痛補助薬としてのメマンチン

　メマンチンは NMDA 受容体拮抗薬で，日本での適応症はアルツハイマー型認知症です．海外では認知症のほかパーキンソン病や癌性にも使用されています．糖尿病性神経障害，術後痛，複合性局所疼痛症候群（CRPS），幻肢痛，オピオイド抵抗性の痛み，線維性筋痛症などの神経障害性疼痛に対する報告があります．乳腺切除後や幻肢痛など限られた神経障害性疼痛で有効とする報告がありますが，エビデンスの質は低いです [1,2]．また，保険適用の点で使用には難があります．そこがクリアできれば，副作用の点で安全性に優れていて，NMDA 受容体拮抗薬を 1 日 1 回経口で投与できる点で臨床的には使用しやすいといえます．

3. 徐放製剤の鎮痛薬への変更

　夜間は服薬間隔が空くため，鎮痛薬の切れ目の痛みが生じていることがあり，半減期の長い薬剤に変更することが選択肢の 1 つになります．非ステロイド性抗炎症薬（NSAIDs）がよく効く痛みであれば，作用時間の長い NSAIDs への変更が有効なことがあります．また，オピオイドや鎮痛補助薬でも，同様のことが経験されます．

> **📎 処方例**
> 例 1：ロキソプロフェン 180 mg/日，分 3 ➡ ジクロフェナク徐放製剤 75 mg/日，
> 　　　分 2 へ変更
> 例 2：オキシコドン徐放製剤，1 日 2 回（12 時間おき）➡ ヒドロモルフォン徐放製剤，
> 　　　1 日 1 回（眠前）へ変更

4. 十分な睡眠マネジメント

　中途覚醒すると痛みを感じる場合には，睡眠マネジメントを行います．睡眠薬の多くはベンゾジアゼピン系薬ですが，**ベンゾジアゼピン系薬**は GABAa への刺激作用があることから，**鎮痛効果**が得られることがあります [3]．鎮痛を期待する場合にはごく少量の使用になりますが，睡眠薬として使用する場合には相応の投与量を使用することが多いでしょう．そのため，睡眠が得られると，ベンゾジアゼピン系薬が奏効する痛みであれば鎮痛も得られることになります．

また，不眠は痛みを感じやすくさせるという意味でも，**鎮痛薬の工夫と併せて睡眠マネジメントを行う**のもよいでしょう．

> 📝 **注射の処方例**
>
> 夜間のみミダゾラム原液 0.1 mL/時，レスキュー：0.3 mL/回（20 分おきに使用可）
> ➡レスキュー必要量を，翌日は投与速度に上乗せしてベースアップ．レスキューの 1 回量は 0.3 ～ 0.5 mL とする

✉ メッセージ 4　夜間痛に対する対応――非薬物療法

夜眠る姿勢で痛みが増強することがあります．鎖骨上リンパ節転移，脊椎の棘突起転移，肩甲骨転移，腸骨や仙骨転移などでは，**仰臥位になると痛みが増強する**ことをしばしば経験します（**図 1**）．転移部に荷重がかかることで出現する痛みであれば"**免荷**"，臥位により伸展・屈曲などで出現する痛みであれば伸展・屈曲が生じない**良肢位保持**を検討します（p.109 I-D-1 の図 1 参照）．**ファーラー位**で安楽な姿勢をみつけるのもよいでしょう．良肢位保持は**理学療法士や作業療法士とともに検討**することが早道です．

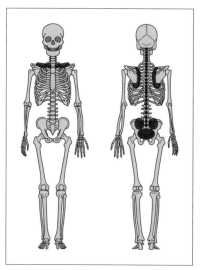

図1　仰臥位で痛みが増強する病巣

・夜間痛では，"仰臥位"が痛みの原因になっていることがある．

・鎖骨上リンパ節転移，脊椎の棘突起転移，肩甲骨転移，腸骨転移，仙骨転移では，"仰臥位"で痛みが増強することがある．痛みが増強する原因がわかれば，それを避ける良肢位保持が鎮痛に有効である．

また，**夜間の不用意な寝返りで痛みが出る**こともあるので，**1/3側臥位，2/3側臥位，仰臥位など夜間の定期的な体位変換**を看護師が行うなどして，個々の状況に合わせた工夫を行います．

■ 文献

1)　Pickering G et al：Memantine for the treatment of general neuropathic pain：a narrative review．Fundam Clin Pharmacol 32：4-13, 2018
2)　Aiyer R et al：A systematic review of NMDA receptor antagonists for treatment of neuropathic pain in clinical practice．Clin J Pain 34：450-467, 2018
3)　余宮きのみ他：ミダゾラムの鎮痛補助薬としての有用性—がん性疼痛における少量持続投与法．死の臨 27：62-68, 2004

B 薬剤にまつわる こんな「困った!」

1. オピオイド使用中に せん妄が出たとき

痛みはなくなったけどせん妄が出ています. 不安そうに泣いています.

ここが病院だということはなんとなくわかるんですけど, 自分がどこにいるのかわからなくて, 私どうしちゃったのか….

現処方

- ・2日前の朝から下記のように鎮痛補助薬の処方を変更
  - ミロガバリン 10 mg/日, 分2 開始
  - ベタメタゾン 4 mg/日, 分1 から 8 mg/日, 分1 へ増量
- ・2日前の夜からヒドロモルフォン徐放製剤 42 mg/日, 分1 から 48 mg/日, 分1 へ増量
- ・便秘治療薬(ナルデメジン 0.2 mg/日, 分1, リナクロチド 0.5 mg/日, 分1)

PROBLEM LIST

\# 傍大動脈リンパ節転移による痛み

\# 定期オピオイド過量によるせん妄

 ## これで解決! 次の一手

＋ オピオイドの減量：ヒドロモルフォン徐放製剤を元の投与量に減量

→ 傾眠やせん妄は, すみやかに軽快

ユキエさんの場合

- 50歳台, 女性. 卵巣がん. 傍大動脈リンパ節転移による背部痛あり（化学療法終了）. eGFR 90.6 mL/分.
- ヒドロモルフォン 42 mg/日, 分1で鎮痛が得られていたが, 持続痛が増悪し NRS 7 となり（目標は NRS 1）緊急入院. 緩和ケアチームに紹介された.
- レスキュー薬として使用していたフェンタニルバッカル錠 400 μg では効果がないため, 30 分後にヒドロモルフォン速放製剤 8 mg を追加した. しかし, まったく鎮痛は得られず眠気だけが出た.
- レスキュー薬の効果からオピオイドでは鎮痛が得られないと判断されたため, 鎮痛補助薬としてミロガバリンを開始した.
- 同時に, ベタメタゾン 4 mg/日, 分1から 8 mg/日, 分1に増量した.

アセスメント

- p.10 I-A-2 の表1に沿ってせん妄の原因を確認!
  ①血液検査➡肝腎機能障害の増悪, 電解質異常など, せん妄の原因になる変化はみられなかった
  ②薬物相互作用の影響は？➡問題はなさそう
  ③せん妄の出現時期と薬物変更の時期の確認➡ミロガバリン開始＋ベタメタゾン増量後, 数時間後には痛みは NRS 3 製剤まで下がっていた
- その夜から予定通り, ヒドロモルフォン徐放製剤を増量したところ, 1.5 日後からせん妄が出現した

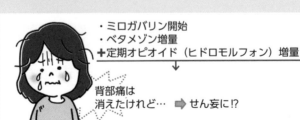

・ミロガバリン開始
・ベタメゾン増量
＋定期オピオイド（ヒドロモルフォン）増量
↓
背部痛は消えたけれど… ➡ せん妄に!?

→ミロガバリン開始やベタメタゾン増量により鎮痛が得られたところに定期オピオイドの増量が重なり，オピオイドの過量投与によるせん妄が生じたと考えられる．定期オピオイドの減量が必要

 メッセージ 1 ┃ **オピオイド過量でせん妄になることも…**

　眠気やせん妄はオピオイドの過量投与を示す徴候です．特に，レスキュー薬を使用しても，**眠気ばかり出て鎮痛が得られない場合には，オピオイドが効きにくい痛みと考えられるため，定期オピオイドの増量は慎重にします．**

　ユキエさんの場合，痛みの再増悪による苦痛と不安の訴えが強かったため，迅速な鎮痛を迫られていました．また，入院中であり副作用が生じても早期にキャッチできる環境にあったため，鎮痛補助薬の調整とオピオイドの調整を同時に行ってしまいました．結果的には，鎮痛補助薬で鎮痛が得られたこともあり，増量したぶんのオピオイドは過量投与となり，せん妄になってしまいました．早期発見できるとはいえ，安易に定期オピオイドを増量していなかったか，反省されます．

 メッセージ 2 ┃ **定期オピオイド増量を考えたときに
チェックすべき2つのこと**

　痛みで困ると，ついつい"定期オピオイドの増量"が思い浮かびます．定期オピオイドを増量する際には，①**持続痛か突出痛か**（p.70 I-C-4参照），また②**オピオイドが効く痛みなのか**考えましょう．オピオイドが効く痛みかどうかは，**レスキュー薬による効果を評価する**ことがある程度役立ちます（p.54 I-C-1のメッセージ3参照）．

　とはいっても，ユキエさんのように痛みに対して定期オピオイドの増量を試す場合も臨床ではあるでしょう．特に，"レスキュー薬では眠気が出るだけで鎮痛が得られない"場合には，"定期オピオイド増量で副作用が増強する可能性"を想定して，副作用の早期発見に努めるようにします．

オピオイド使用中にせん妄が出たとき…

原因検索

・薬剤の変更との関連性を確認（オピオイド，その他の薬剤）
・血液検査（肝腎機能障害，電解質異常，血糖異常，感染症など）
・頭部の精査など

原因治療

・オピオイドが原因➡痛みがなければ，減量
　　　　　　　　　➡減量できなければ，オピオイドスイッチング
（モルヒネ➡ヒドロモルフォン・オキシコドン➡タペンタドール・フェンタニル）
・その他の薬剤➡可能なら減量，中止
・その他の原因に対する治療（可能な範囲で）

図1　オピオイドによるせん妄
せん妄の原因については，p.10 I-A-2 の表 1 参照．

　メッセージ *3*　　**せん妄が出たら，まずは原因検索を！**（図1）

　せん妄が生じたら，まず「原因は何か？」を考え，"原因治療を検討する"ことが重要です．

　せん妄の原因が薬剤かどうかを探るには，**せん妄が出現した時期と薬剤変更の時期を明らかにして**，せん妄と薬剤変更に相関があるかを検討します．オピオイドの過量による傾眠やせん妄では，**オピオイドを減量**することですみやかに軽快します．オピオイドを減量すると痛みが再燃してしまう場合には，**オピオイドスイッチング**で対応します．

　もし，オピオイドの減量や変更でも回復しない場合には，オピオイド以外の病態が加わったものと考えます．**せん妄の原因を検索するために，血液検査は必須**です．それでも原因が不明なら，必要に応じて**頭部の精査**などを行います（せん妄の原因については，p.10 I-A-2 の表 1 参照）．

　進行がんでは，治療困難な病状進行によるせん妄の場合もあるので，可能な範囲で原因治療を行い，必要に応じて向精神薬を使用し患者と周囲の苦痛緩和を図るようにします．

B 薬剤にまつわる こんな「困った！」

2. NSAIDs でもせん妄に!?

 体調不良で救急搬送されました！ 傾眠，脱力，ミオクローヌスが出ています！

現処方

- ・オキシコドン徐放製剤 20 mg/日，分 2（12 時間おき）を継続中
- ・5 日前に痛みに対してセレコキシブ 200 mg/日，分 2 から 400 mg/日，分 2 へ増量，PPI 併用
- ・ナルデメジン 0.2 mg/日，分 1

PROBLEM LIST

NSAIDs 腎症＋薬物相互作用によるせん妄，傾眠，ミオクローヌス

これで解決！ 次の一手

✚ **NSAIDs（セレコキシブ）を中止**

✚ **痛みにはアセトアミノフェン**：2,400 mg/日，分 3 より開始し，4,000 mg/日，分 4 まで増量

→せん妄，傾眠，ミオクローヌスは消失し，体調が戻った．eGFR は 21.0 mL/分まで低下していたものが 32.0 mL/分まで回復．アセトアミノフェンで鎮痛を得た

- 例1：注意深くオキシコドンを 30 mg/日, 分2 (12 時間おき) に増量する
- 例2：オキシコドンを 30 mg/日, 分2 (12 時間おき) に増量しせん妄になった経緯があるため, オキシコドンの全部あるいは一部をタペンタドールまたはフェンタニル貼付剤へ変更しタイトレーションする

🔖 処方例 (50% 増量の場合)

例1：オキシコドン 20 mg/日, 分2 (12 時間おき) に加えてタペンタドール 50 mg/日, 分2 (12 時間おき) を追加

例2：オキシコドン 10 mg/日, 分2 (12 時間おき) に減量し, タペンタドール 100 mg/日, 分2 (12 時間おき) を追加

例3：オキシコドンを中止し, タペンタドール 150 mg/日, 分2 (12 時間おき) を開始

例4：オキシコドンを中止し, フェンタニル貼付剤 1.5 mg/日を開始

📎 キミコさんの場合

- 70 歳台, 女性. 子宮体がん. 傍大動脈リンパ節転移による背部痛あり. eGFR 21.0 mL/分 (高度腎機能障害), PS 1.
- 背部痛：持続痛, NRS 6 (目標 NRS 2), 鈍痛. 眠気なし.
- 外来でオキシコドン徐放製剤 20 mg/日から 30 mg/日に増量したところ, 傾眠, ミオクローヌスが出現したため, 20 mg/日に戻した経緯あり.
- オキシコドンの減量により痛みが再燃したため, NSAIDs (セレコキシブ) を増量したところ, せん妄で救急搬送！

✏️ アセスメント

- せん妄の原因を p.10 I-A-2 の表1に沿って確認！

> 原因として考えられるのは, ①薬剤性, ②病状の悪化….

①血液検査➡ eGFR 14.3 mL/分と腎機能障害が悪化．その他にせん妄の原因となる変化はみられなかった．NSAIDs を中止したところ，腎機能の改善とともに数日後には元通り元気になった

②薬物相互作用の影響は？➡セレコキシブは中等度の CYP2D6 阻害作用がある．オキシコドンは CYP2D6 で代謝されるため，セレコキシブとの併用によりオキシコドンの血中濃度が上昇する可能性がある

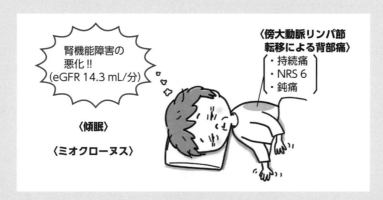

➡せん妄の原因は，① NSAIDs 増量による腎機能障害の悪化，または②セレコキシブとオキシコドンの併用によるオキシコドンの作用増強の可能性が考えられる．少なくとも NSAIDs は中止すべきである．同時に NSAIDs に代わる疼痛治療も必要

✉ メッセージ 1　　NSAIDs 腎症に注意！

NSAIDs はがん疼痛でもよく使用されますが，筆者はキミコさんの経験から，**腎機能障害が中等度以上の患者では NSAIDs は使用しないか，使用する場合には低用量から開始し，腎機能と症状をモニタリングしながら慎重に使用する**ことを肝に銘じました．

NSAIDs は， COX 阻害によりプロスタグランジン（PG）産生を抑制しますが，腎臓においても血管拡張作用をもつ PG の産生を阻害します．さらにレニン-アンジオテンシン系による腎血管収縮が優位になることにより，**腎血流を減少させ，**

表1 NSAIDs 腎症のリスク因子

リスク因子	注意すべき状況
腎血流量の低下	腎機能低下，高齢，高血圧，悪心・嘔吐，脱水など
循環血漿量の低下	心不全，ネフローゼ症候群，肝硬変，細胞外液量低下など

腎前性急性腎障害や急性尿細管壊死を引き起こすことがあります．

このような NSAIDs による急性腎障害は，内服 3 ～ 7 日後に乏尿で発症します．**早期に診断し NSAIDs を中止すれば，腎機能は 1 週間以内に回復する**ことがほとんどです．**危険因子は，腎血流量の低下や循環血漿量の低下です**[1]（**表1**）．予防として十分な飲水や補液を行うことで発症率は低下します．キミコさんの場合，独居で，また夏季でもあったため，**脱水が生じやすい生活環境にも配慮する**必要があったと反省されます．

キミコさんは，NSAIDs を中止したことで以前より腎機能が良好に回復したことから，低用量の NSAIDs も腎機能を悪化させていたと考えられます．もともと中等度の腎機能低下があったので，結果的には NSAIDs は避けるべきだったでしょう．

非オピオイドには NSAIDs とアセトアミノフェンがありますが，**腎障害が中等度以上の場合には，原則的に NSAIDs ではなくアセトアミノフェン*を使う**ようにすべきでしょう．

*腎障害下では，アセトアミノフェンは NSAIDs より安全です．しかし，高度腎障害下では，グルクロン酸抱合体，硫酸抱合体が体外に排出されにくくなり，アセトアミノフェンの腸肝循環により脱抱合と再吸収が生じる可能性があります[2]．Ccr 10 mL/分以下といったかなり高度な腎障害では，どのような鎮痛薬においても開始時と増量時には副作用のモニタリングが必要です．副作用が生じる場合には，「投与間隔を空ける，または投与量を減量する」ことで対応します．

メッセージ 2　オキシコドンによる影響
——薬物相互作用も考える（図1）(p.45 Ⅰ-B-5 の表1参照)

外来でオキシコドンを増量した際に傾眠とミオクローヌスが生じていたことから，オキシコドンの血中濃度が上がる因子はなかったか，確認してみましょう．

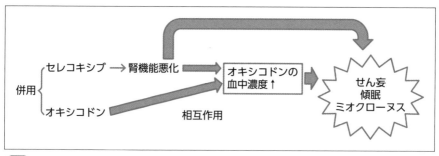

図1 キミコさんの中枢神経症状の原因

　①NSAIDs腎症によるオキシコドンの未変化体の蓄積により，オキシコドンの血中濃度が上昇した可能性があります．加えて，②セレコキシブとオキシコドンの相互作用によるオキシコドンの血中濃度上昇の可能性も考えなければなりません．セレコキシブは中等度のCYP2D6の阻害作用があります．そのため，相互作用によりオキシコドンの代謝が阻害され，オキシコドンの血中濃度が上昇する可能性があるのです．

　キミコさんの場合，NSAIDs腎症に加えて，**腎障害下でセレコキシブとオキシコドンを併用**したことが重なって有害事象が生じたのかもしれません．

　このように，1つの事象に対して，原因を多因子的に検討することができれば，より迅速な対応が可能となります．特に，がん患者でCYPの阻害作用を有する薬剤を併用されていることは少なくなく，CYPで代謝されるオキシコドン，フェンタニル，メサドンを使用する際には，常に薬物相互作用に留意するようにしたいものです（詳しくはp.41 I-B-5参照）．

> **メッセージ 3　今後，痛みが強くなったときのオピオイド**
> **──オピオイドスイッチングも視野に入れる**

　今回はアセトアミノフェンで鎮痛が得られましたが，今後も病状の進行とともに痛みが増悪した際には，どうしたらよいでしょうか．

　モニタリングできる環境であれば，オキシコドンを慎重に増量してみてもかまいません．ただし，オキシコドンを継続した場合には，常に薬物相互作用に留意するようにしましょう．

一方，腎障害下でより安全なタペンタドール，またはフェンタニル（p.47 I-B-5 の表 2，p.97 I-C-7 の表 3 参照）にオピオイドスイッチングすることで安心してタイトレーションができます．オピオイドスイッチングは，状況によりオキシコドンのすべてをスイッチングしても，増量分のみをタペンタドールやフェンタニルに変えても，どちらでもかまいません．

　また，フェンタニルに変更した場合には，CYP3A4 の阻害作用のある薬剤との併用でフェンタニルの血中濃度が上がりますので，薬物相互作用には継続的な注意が必要となります．

■ 文献

1)　Whelton A：Nephrotoxicity of nonsteroidal anti-inflammatory drugs：physiologic foundations and clinical implications．Am J Med 106：13S-24S，1999

2)　Prescott LF et al：Paracetamol disposition and metabolite kinetics in patients with chronic renal failure．Eur J CIin Pharmacol 36：291-297，1989

薬剤にまつわる こんな「困った!」

3. 放射線治療後, 眠くてたまらない!

放射線治療が終わって退院したときは元気だったんです. 数日したら, とにかく眠くて, フワフワして, やりたいと思っていたことが何もできなくて, ずっと寝ていました.

現処方

- ・ヒドロモルフォン徐放製剤 72 mg/日, 分 1(本症例では眠前に服用)
- ・レスキュー薬:ヒドロモルフォン速放製剤 2 mg/回➡使用する必要がなかった
- ・ミロガバリン 10 mg/日, 分 2
- ・ナルデメジン 0.2 mg/日, 分 1

PROBLEM LIST

放射線治療後の眠気

これで解決! 次の一手 ＋

＋ 定期オピオイドの減量:ヒドロモルフォン徐放製剤 60 mg/日, 分 1(約 2 割減)に減量
  ➡眠気は改善し, 痛みの増悪もみられなかった
＋ ミロガバリンの中止
  ➡突出痛の再燃はみられなかった

アオイさんの場合

- 40歳台，女性．後腹膜滑膜肉腫の術後再発で化学療法中．左腎門部の10 cm大の播種腫瘤（**図1**）による腹痛があり，入院にて放射線治療（50 Gy×25回/5週）を施行した．2週間前，放射線治療終了と同時に退院した．
- 入院時は激痛であったが，ヒドロモルフォン持続注射のタイトレーションによりすみやかに鎮痛された．
- 退院時の持続痛はNRS 0～1，突出痛はミロガバリンで消失し，レスキュー薬を使用することはほとんどない状態で退院した．

アセスメント

- 眠気：“不快な眠気”が持続しているとの訴え．客観的には，軽～中等度の眠気がある様子がうかがえるが，会話には支障がない範囲
- 持続痛，突出痛とも消失

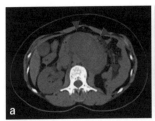
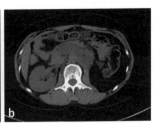

図1 CT
a：放射線治療前．左腎門部に10 cm大の腫瘤がある（矢頭）．
b：放射線治療2週間後．腫瘤は縮小している（矢頭）．

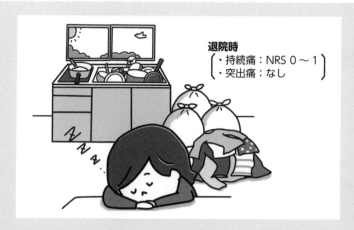

退院時
$\begin{pmatrix} \cdot 持続痛：NRS\ 0～1 \\ \cdot 突出痛：なし \end{pmatrix}$

➡ 放射線治療後に鎮痛が得られたため，相対的に鎮痛薬が過量となり強い
眠気が出てしまった．鎮痛薬の減量が必要

✉ メッセージ 1　放射線治療中，治療後はオピオイド過量に注意！

　放射線治療は，骨転移痛をはじめさまざまな病巣に対して鎮痛効果が得られ，
鎮痛薬の減量または中止が可能となりうる治療です．ただし，**鎮痛効果は照射中
や照射直後だけではなく，数日〜数週間経過してから生じることが多い**点に注意
が必要です．

　オピオイドを使用していた患者では，放射線治療による鎮痛効果の発現ととも
に，今まで使用していたオピオイドが過量となり，眠気やせん妄，呼吸抑制が生
じることがあります．こうしたことは想定内として対応します．

✉ メッセージ 2　具体的にどう注意するか

　具体的には，**放射線治療中，または放射線治療後の一定期間（2週間〜2ヵ月
程度）は，オピオイドが過量になるかもしれないことを想定して観察をしましょ
う**．もし，放射線治療後，早期に退院してしまう場合には，**あらかじめ患者・家
族へ説明**を行っておきましょう．そして，痛みがなく不快な眠気やせん妄が出る

ようなら，鎮痛薬を減量します．

放射線治療後，早期に退院する患者・家族へは こんなふうに説明しよう

（説明例1）

これから数週間の間に，痛みが徐々に和らいでくると思います．痛みが和らいだぶん，今使っている痛み止めを減量できる可能性があります．もし，痛みがなく，今までと違った眠気が出てくるようなら，鎮痛薬の減量を検討しますので，お電話でご連絡ください．

（説明例2）

放射線治療の鎮痛効果は，治療が終了してから1〜2ヵ月くらいで最大になるとされています．アオイさんの場合，●月上旬ごろになります．その間，痛みが和らぐに従って，鎮痛薬が余って眠くなり，鎮痛薬を減らす必要が出てくる場合があります．眠気が強くなってくるようなら，すぐに連絡してくださいね．

B 薬剤にまつわる こんな「困った!」

4. 放射線治療後，無呼吸に!?

 今，痛みはどうですか？

今は痛くないよ….（返答後すぐ入眠）

痛いのだけは嫌だという父の気持ちがわかっているので，フェンタニル貼付剤は毎日きちんと貼って，レスキューも必ず朝晩，飲ませていました．1週間前までは動いて食べていましたけど，1週間前からは寝たきりで，ほとんど食べなくなりました．

現処方

- ・フェンタニル貼付剤 0.6 mg/日（フェンタニルテープ 2 mg）
- ・レスキュー薬：オキシコドン速放製剤 5 mg/回 ➡ 1日2回，朝晩定期的に服用していた

PROBLEM LIST

放射線治療後の呼吸抑制

これで解決！ 次の一手

✚ **定期オピオイドの減量**：フェンタニル貼付剤 0.6 mg/日から 0.3 mg/日に減量

➡痛みの増強に備えて，フェンタニル注射を投与速度 0 mL/時，レスキュー

0.5 mL/回とし，タイトレーションを予定

→翌日から意識は清明，呼吸抑制も消失．痛みはほとんどなく，レスキュー薬は必要としなかった．元のように飲食もできるようになり退院

シュウゾウさんの場合

- 80歳台，男性．膵尾部がん術後再発．在宅療養中．
- 第4，5腰椎（L4-L5）転移（**図1**）による骨転移痛（右下腿の痛み）に対して，入院にて放射線治療（30 Gy × 10回/2週）を施行した．2週間前，放射線治療終了と同時に退院した．
- 退院時は屋内歩行自立，PS 3.
- 独居．5 km 離れた場所に住んでいる息子が，毎朝晩に訪問し食事の準備とフェンタニル貼付剤の貼付をしていた．その他，週1回の訪問診療と訪問看護が行われていた．
- 退院1週間後より徐々に寝たきりとなり，食事量も減ってきたため，再入院.
- 入院日は自尿がみられず BUN 23 mg/dL と脱水が疑われ，補液にて排尿が得られた．しかし，傾眠のため緩和ケアチームに紹介された．

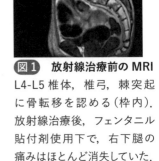

図1 放射線治療前のMRI
L4-L5椎体，椎弓，棘突起に骨転移を認める（枠内）．放射線治療後，フェンタニル貼付剤使用下で，右下腿の痛みはほとんど消失していた．

アセスメント

- 入院3日目．意識レベル JCS（Japan Coma Scale）でⅡ-10（呼名にて容易に開眼するものの，刺激がなければ閉眼）．無呼吸が20秒ほどみられる

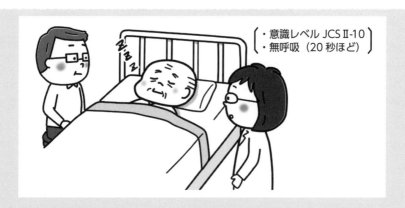

・意識レベル JCS Ⅱ-10
・無呼吸（20 秒ほど）

→ 放射線治療後，1～2週の間に急速な鎮痛が得られ，相対的にオピオイドが過量となった結果，傾眠，呼吸抑制をきたしてしまった．オピオイドの減量が必要

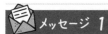

メッセージ 1 放射線治療後にオピオイド過量から危険な状態に進展するリスク

　前項のアオイさんが重症になると，本項のシュウゾウさんのようになってしまいます．シュウゾウさんの場合，もともとフレイルを合併した高齢者で薬剤への忍容性が低いことに加えて，独居のため周囲が異変に気づきにくい点が災いしました．

　いったん意識障害が出現してしまうと，経口摂取も困難となり，脱水などからの熱中症，血栓症といった二次的な要因も加わり，発見が遅れれば致死的にさえ

表1 放射線治療後のオピオイド過量による副作用発症のリスク因子

- **独居：**細やかな状況把握が困難
- **フェンタニル貼付剤，オピオイド持続注射の使用：**内服とは異なり，本人の意識レベルにかかわらず他者が投与できてしまう投与経路である
- **高齢者：**忍容性が低く，脱水などによる二次的な病因に対しても脆弱
- **フレイルである：**意識レベルが低下しても，"ちょっと元気がない"ことと区別がつきにくく発見が遅れる

なります.

　"放射線治療後のオピオイド過量による副作用発症のリスク因子"を,表1に
あげます.

　がん患者においても,独居の高齢者が多くなっています.**患者だけでなく,家
族や訪問診療,訪問看護のスタッフにも,あらかじめ放射線治療後の説明をきち
んと行う**(p.36 I-B-3 のコラム参照)ことで,呼吸抑制や意識レベル低下のよう
な事態を防ぐことができます.

B 薬剤にまつわる こんな「困った!」

5. 疑わなければ気づかない —— 薬物相互作用

5日前にオキシコドンを開始したところ，日に日に眠気が強くなってトイレにも行けなくなってしまいました！

入院したときは痛くて起き上がれなかったけど，今は楽になりました．でも，めまいが強くなって，立ったり歩いたりするのが大変で，今日はトイレにも歩いて行けなくなりました．あの薬，眠くなるし，飲みたくない．何もしないと寝てしまう．でも，痛みに効く薬，あれしかないんですよね….

現処方

・オキシコドン徐放製剤 10 mg/日，分2（12時間おき）を5日前から開始
・ロキソプロフェン 180 mg/日，分3
・PPI（エソメプラゾール）20 mg/日，分1
・酸化マグネシウム 660 mg/日，分1
・ジルチアゼム徐放カプセル 100 mg/日，分1
・ニトログリセリン貼付剤 5 mg/日

PROBLEM LIST

オキシコドンとジルチアゼムの薬物相互作用による中枢神経症状
便秘

これで解決！ 次の一手

＋ オキシコドンからグルクロン酸抱合のオピオイド（モルヒネ，ヒドロモルフォン，タペンタドール）に変更

➡ オキシコドン 10 mg/日を中止し，タペンタドール 50 mg/日，分 2（12 時間おき）へ変更

➡ **翌日からめまいと眠気は軽減し，鎮痛は維持された**

＋ 酸化マグネシウムとプロトンポンプ阻害薬（PPI）の併用を避ける

➡ 鎮痛は得られているためロキソプロフェンを中止．NSAIDs の中止とともにエソメプラゾールの継続も必要なくなるので中止

➡ PPI を中止することで酸化マグネシウムの効果が発揮される可能性がある．便秘が改善するかどうか経過観察する

タカコさんの場合

- 80 歳台，女性．肺腺がん，多発性肺転移，第 7 頸椎転移，狭心症，発作性心房細動．本人の希望で化学療法，放射線治療は行っていない．PS 0．eGFR 99.0 mL/分．
- 頸椎転移による痛みに対して NSAIDs で対応していたが，痛みが強くなったため入院．オキシコドン 10 mg/日でオピオイドが導入された．
- 痛みは自制内に軽減したが，翌日からめまいと眠気が出現した．眠気に対しては，耐性ができるのをまって経過をみていた．
- しかし，めまいと眠気は日に日に増悪し，5 日目には傾眠でほとんど寝たきりになってしまったため，緩和ケアチームに紹介された．

アセスメント

- p.10 I-A-2 の表 1 に沿って眠気の原因を確認！

①持続痛はあるか？➡頸椎転移のデルマトームに一致する上肢の一部に，ビリビリとした持続痛があった．オキシコドン開始前は NRS 6 ～ 7，開

始後は NRS 0 〜 3 と自制内

②血液検査➡肝腎機能障害，電解質（Na, K, Ca, Mg）異常，血糖異常
など眠気の原因となる変化はなし

③その他の要因➡夜間不眠はなし

④薬物相互作用の影響は？➡オキシコドン開始後，日に日に眠気が強く
なっている原因として，除外診断的に，CYP3A4 阻害作用をもつジルチ
アゼムとの相互作用を念頭におき，タペンタドール（ヒドロモルフォ
ン，モルヒネでも可）へ変更

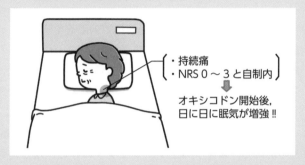

・持続痛
・NRS 0 〜 3 と自制内

オキシコドン開始後，
日に日に眠気が増強 !!

➡ 眠気はすみやかに改善したため，CYP3A4 阻害薬とオキシコドンの相互
作用による影響が考えられた

➡ 酸化マグネシウムを使用しているが，便秘でありなんらかの対応が必要．
酸化マグネシウムと PPI が併用されており，酸化マグネシウムの効果が
減弱している可能性がある

📧 メッセージ 1 **オピオイドの副作用と思ったら，相互作用も疑う**

オピオイドの開始または増量によって眠気が生じたとしても，数日で耐性がで
き眠気は軽減します．**逆に，眠気が日に日に増強してくる場合には，オピオイド
以外の原因を検討する**（p.10 I-A-2 の表 1 参照）必要があります．タカコさんの
場合には，持続痛があり，肝腎機能障害，血糖異常，電解質異常もないことから，
除外診断的に，オキシコドンとジルチアゼムの併用によるオキシコドンの作用増
強を疑いました．この薬物相互作用を証明するには，治療的診断しかありません．

実際に，**シトクロム P450（CYP）**代謝に関与しないオピオイドに変更したところ，眠気は改善しました．オキシコドンまたはフェンタニルは，CYP で代謝されます．CYP 阻害作用をもつ薬剤は非常に多数あり，**オキシコドンやフェンタニルで予想以上に眠気などの副作用が強くなる場合には，常に薬物相互作用の影響を念頭におきましょう．**

 メッセージ 2 **オピオイドの薬物相互作用**
── 作用増強で副作用が発現！（表 1）

薬物相互作用は，**薬力学**的相互作用（受容体で刺激薬や拮抗薬との間に起こる協力作用や拮抗作用など）と，**薬物動態学**的なものの 2 つに分類されます．後者の薬物動態学的相互作用，これは投与された薬の吸収，分布，代謝，排泄に変動をもたらして，薬物濃度や作用時間を変化させます．オピオイドを使う際に特に留意したいのは，代謝酵素の阻害による作用増強➡副作用発現です．

オキシコドン，フェンタニルは CYP3A4 で代謝されるため（基質*），**CYP3A4 阻害薬との併用で，オキシコドン，フェンタニルの作用が増強する**可能性があります．実際に，健常人を対象としたオキシコドン，フェンタニルに関する併用試験において AUC，Cmax，$T_{1/2}$ に影響があることが報告されています．実臨床においても，オキシコドンとエリスロマイシン[1]やボリコナゾール[2]との併用で，眠気，せん妄，悪心・嘔吐が生じたとの報告があります．

*ここでは CYP で代謝される薬剤のことをさします．多くの薬剤が CYP で代謝されますが，基質どうしを併用しても，CYP が飽和することはほとんどないため相互作用は生じないと考えてよいです．相互作用について注意すべきは，あくまでも "基質と阻害作用のある薬""基質と誘導作用のある薬" の併用です．

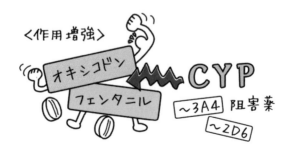

表1 がん患者で使用される CYP 阻害薬・誘導薬

	基質 (阻害薬や誘導薬からの相互作用を受けるオピオイド)	阻害薬 (基質の血中濃度を上昇させる薬物など)	誘導薬 (基質の血中濃度を低下させる薬物)
CYP3A4	オキシコドン フェンタニル メサドン	**抗がん薬** ビカルタミド，イマチニブ，ダサチニブ **制吐薬** アプレピタント **アゾール系抗真菌薬** イトラコナゾール，ミコナゾール，フルコナゾール **ニューキノロン系抗菌薬** シプロフロキサシン **マクロライド系抗菌薬** クラリスロマイシン，エリスロマイシン **カルシウム拮抗薬** ベラパミル，ジルチアゼム **グレープフルーツジュース**	**抗けいれん薬** フェノバルビタール フェニトイン カルバマゼピン **メサドン** **副腎皮質ステロイド製剤**
CYP2D6	オキシコドン トラマドール*	**抗がん薬** イマチニブ，ゲフィチニブ，パゾパニブ **抗うつ薬** パロキセチン，セルトラリン，デュロキセチン，クロミプラミン **NSAIDs** セレコキシブ **抗精神病薬** クロルプロマジン，ハロペリドール	

基質の薬物は，同じ代謝酵素欄の阻害薬，誘導薬の薬物との併用により相互作用が起こりうる．一般に，阻害薬と併用すると，基質の薬効が増強して有害事象が出る可能性があり，誘導薬と併用すると薬物代謝が促進して基質の薬効が減弱する．また，誘導薬を中止した場合には，基質の薬効が増強し有害事象が出る可能性がある．
誘導効果は阻害効果と異なり，発現するまでに数日～数週間を要し，中止後も持続しやすい．
*トラマドールは，CYP2D6 で代謝されて鎮痛効果を発揮するため，CYP2D6 阻害薬との併用で，効果が減弱することに注意する．
〔余宮きのみ：ここが知りたかった緩和ケア，改訂第 2 版，南江堂，東京，p.27，2019 より引用〕

　加えて，**オキシコドンは CYP2D6 でも代謝される**ため，さらに相互作用を生じる薬剤は多いと考えられます．CYP2D6 阻害薬のなかでも，特に強い阻害作用を有する薬剤といえばパロキセチンです．オキシコドンと，①パロキセチン併用群，②プラセボ併用群を比較しても，オキシコドンの血中濃度はほとんど差がないという結果が報告されています[3]．その理由として，オキシコドンの CYP

2D6 の代謝寄与率は，CYP3A4 に比べると，わずかでしかないことが考えられます．

　一方，筆者は，過去に**モルヒネとパロキセチンを併用**していた患者に対して，**オキシコドンとパロキセチンに変更**したときに眠気と悪心が増強し，再びモルヒネに変更したところ，眠気も悪心も消失した経験をしました．日本人の 20 ～ 40％は CYP2D6 活性が低いことが知られており，「**CYP2D6 で代謝される薬剤の投与は，低用量から開始したほうがよい**」と成書に記載されるほどです [4]．相互作用に関しては，こうした患者の遺伝的な背景なども含め，個々に応じた総合的な判断が必要となります．

 メッセージ 3 　**相互作用を念頭においてオピオイドを使いこなす**

　オキシコドン，フェンタニルなどの基質となる薬剤の AUC は，阻害作用の強い薬剤との併用で 5 倍以上，弱い薬剤でも 1.25 ～ 2 倍まで増加するとされています [4]．相互作用を念頭においたオピオイドの使い方として，以下のようなことが考えられます．

①オキシコドン，フェンタニルを使用している場合，CYP3A4，CYP2D6 の阻害薬を併用する際には，これらのオピオイドを減量しておく．

➡この方法の問題点は，どれくらい減量したら鎮痛と副作用のバランスがとれるのか予測できない点，また抗がん薬や抗菌薬などの併用薬では，開始したり中止したりするたびに，オピオイド用量を調整しなければならない点です．このようなオピオイドの使い方は臨床では現実的ではありません．

②オキシコドン，フェンタニルを使用している場合に予期せぬ副作用が出たら，CYP3A4，CYP2D6 の阻害薬との相互作用を疑う．相互作用による有害事象が疑われたら，オピオイドまたは併用薬を減量，またはオピオイドを変更する．

➡タカコさんのように，これ以上オピオイドが減量できない最低用量の場合には，**オピオイドを変更**することになります．

③必要性がない限りは，オキシコドンとフェンタニルの使用は最小限とする．

表2 強オピオイドの比較

	モルヒネ（コデインリン酸塩）	ヒドロモルフォン	オキシコドン	フェンタニル	タペンタドール
速放製剤	末，錠，液	錠	散，錠	粘膜吸収剤	
徐放製剤	錠，散，C（1日2回）	錠（1日1回）	錠，C（1日2回）	貼付（1日1回，3日1回）	錠（1日2回）
注射剤	○	○	○	○	
代謝	グルクロン酸抱合*	グルクロン酸抱合*	CYP3A4 CYP2D6	CYP3A4	グルクロン酸抱合*
活性代謝物	M-6-G	―	オキシモルフォン（極少）	―	―
腎障害の影響	+++	++	++	+	+

タペンタドールは，モルヒネ，オキシコドンより副作用の程度は軽いが，フェンタニルとの比較に関しては十分なエビデンスが得られていない．
*グルクロン酸抱合は，CYPに関連する薬物相互作用を生じない．
［余宮きのみ：ここが知りたかった緩和ケア，改訂第2版，南江堂，東京，p.21，2019より改変し転載］

➡筆者は，患者のメリットを考え，この方法をとっています．つまり，"**オピオイドは，CYP代謝の影響のないヒドロモルフォン，タペンタドールを使用する．それでも，内服困難などでフェンタニル製剤の利便性が勝る場合，難治性疼痛でメサドンが必要な場合には，相互作用に留意しながらフェンタニルやメサドンは利用する**"ということです．
なお**モルヒネについては，**がん患者では治療や病状の影響で急速に腎機能が悪化し有害事象が生じることがあるので，ほとんど使用していません（表2）．

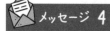 **メッセージ 4**　PPIと酸化マグネシウムの相互作用
──酸化マグネシウムの効果が弱まる

　タカコさんの処方で目につくもう1つの相互作用として，PPI（エソメプラゾール）と酸化マグネシウムの併用による酸化マグネシウムの効果減弱があります．酸化マグネシウムは，経口投与により胃酸と反応することで作用を発揮します．

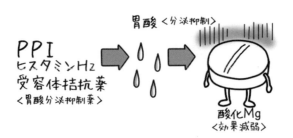

そのため，**PPI，ヒスタミン H$_2$ 受容体拮抗薬といった胃酸分泌抑制薬と併用すると，酸化マグネシウムの効果は減弱する**ことが推定されます．臨床的にもこれを裏づける報告が散見されます[5,6]．ただし，高齢者はもともと胃酸分泌が低下しているため，胃酸分泌抑制薬との併用による差はない可能性もあります[7]．

　がん疼痛治療において NSAIDs を使用する際には，NSAIDs 潰瘍予防のために PPI を併用しますが，がん患者は便秘であることが多く，結果として PPI と酸化マグネシウムが併用されることが多いので注意が必要です．

　対処方法としては，タカコさんのようにオピオイドで鎮痛が得られている場合，NSAIDs とともに PPI を中止すれば，酸化マグネシウムの効果減弱の心配はなくなるでしょう．逆流性食道炎があるなど胃酸分泌抑制薬を中止できない患者で，酸化マグネシウムでは排便マネジメントがうまくいっていない場合には，便秘治療薬を変更すればよいでしょう．

　酸化マグネシウムは馴染み深い便秘治療薬ですが，思いのほか相互作用を生じる薬剤が多いため（表 3），**ポリファーマシーになりやすいがん患者で使用する場合には注意が必要**です．

メッセージ 5　すべての薬剤で相互作用の可能性を考える

　ちなみに，本邦で使用されている薬は約 3,000 成分であり，1,000 成分程度は CYP による代謝を受ける薬と推定されています．CYP を阻害または誘導する薬は 100 成分程度あると推定され，その組み合わせから 10 万程度もの組み合わせが考えられます[8]．また，注意すべきは，**添付文書では適切に注意喚起できていない相互作用が多い**ことです．ジルチアゼムもその薬剤の 1 つです．

表3 酸化マグネシウムと相互作用を生じる薬剤

マグネシウムとの併用により効果が減弱する可能性のある薬剤 （同時に服用させないなどの注意をする）
抗菌薬 テトラサイクリン系（テトラサイクリン，ミノサイクリンなど） ニューキノロン系（シプロフロキサシン，トスフロキサシンなど） セフェム系（セフジニル，セフポドキシムプロキセチル） マクロライド系（アジスロマイシン） **骨粗しょう症治療薬** ビスホスホン酸塩系骨代謝改善薬（エチドロン酸二 Na，リセドロン酸 Na など） **免疫抑制薬**（ミコフェノール酸モフェチル） **抗リウマチ薬**（ペニシラミン） **NSAIDs**（セレコキシブ） **高脂血症治療薬**（ロスバスタチン） **プロトンポンプ阻害薬**（ラベプラゾール）
併用すると高マグネシウム血症を生じるおそれのある薬剤
活性型ビタミン D_3 製剤（アルファカルシドール，カルシトリオール）
吸収・排泄に影響を与える可能性がある薬剤
ジギタリス製剤，鉄剤，抗ヒスタミン薬（フェキソフェナジン）
Milk-alkali syndrome（高カルシウム血症など）が生じる可能性のある薬剤
大量の牛乳，カルシウム製剤（危険因子：高カルシウム血症，腎障害，代謝性アルカローシス）
併用すると酸化マグネシウムの効果が減弱する薬剤
プロトンポンプ阻害薬*

*酸化マグネシウムは胃酸と反応して効果を発揮するため．胃酸の低下した高齢者でも酸化マグネシウムの効果が減弱する可能性がある．
［余宮きのみ：ここが知りたかった緩和ケア，改訂第 2 版，南江堂，東京，p.196, 2019 より引用］

　モルヒネ，ヒドロモルフォン，タペンタドールは，いずれもグルクロン酸抱合で，CYP 代謝には関与していない，という意味では既知の代謝に関する相互作用はほとんどありません．一方，これらのオピオイドにも未知の相互作用の可能性はあり，すべての薬から相互作用の可能性を完全になくすことは不可能です．加えて，相互作用を証明する方法は，血中濃度を測定するか，クロスオーバー（併用中止で症状消失を確認後，再び併用し症状出現を確認）をするしかありません．実臨床では血中濃度を測定できませんし，故意にクロスオーバーを行うことは非現実的です．そのため，私たちは**薬について最新の情報をきちんと収集**し，投与

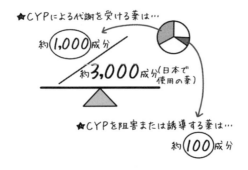

前後の評価を行い，副作用が生じたときには単に副作用対策の薬剤を追加してさらにポリファーマシーにするのではなく，副作用の原因を究明することが大切です．その原因の１つとして，**常に薬物相互作用の可能性を考える**ことが求められるでしょう．

■ 文献

1) Okumura S et al：Possible drug interaction between oxycodone and erythromycin：a case report and analyses of spontaneous reporting systems of adverse drug reactions．臨薬理 49：205-209，2018
2) Watanabe M et al：Effects of voriconazole co-administration on oxycodone-induced adverse events：a case in the retrospective survey．Eur J Clin Pharmacol 67：859-861，2011
3) Grönlund J et al：Exposure to oral oxycodone is increased by concomitant inhibition of CYP2D6 and 3A4 pathways，but not by inhibition of CYP2D6 alone．Br J Clin Pharmacol 70：78-87，2010
4) 杉山正康（編著）：薬の相互作用としくみ，日経 BP 社，東京，2016
5) Yamasaki M et al：Interaction of magnesium oxide with gastric acid secretion inhibitors in clinical pharmacotherapy．Eur J Clin Pharmacol 70：921-924，2014
6) Ibuka H et al：Antacid attenuates the laxative action of magnesia in cancer patients receiving opioid analgesic．J Pharm Pharmacol 68：1214-1221，2016
7) 岡田美咲他：オピオイド服用患者における酸化マグネシウムの緩下作用に対してプロトンポンプ阻害作用が与える影響．日病薬師会誌 55：964-968，2019
8) 鈴木洋史（監）：これからの薬物相互作用マネジメント—臨床を変える PISCS の基本と実践，じほう，東京，2014

C 薬剤をもっと使いこなす

1. オピオイドのタイトレーション①
── 夜間の睡眠マネジメントは必須

痛いけど，薬を増やして眠気がつくのが嫌なんです．午後は何も刺激がないと眠っちゃうんです．

オピオイドを増量したのですが，眠気が強くなるようなので，鎮痛補助薬の検討をお願いします．

現処方

・オキシコドン持続注射 96 mg/日，レスキュー：4 mg/回（15 分おきに使用可）
・ベタメタゾン 4 mg/日，分 1
・高カロリー輸液 1,500 mL/日

PROBLEM LIST

腹部腫瘍による心窩部〜背部痛

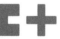 これで解決！ 次の一手

✚ 定期オピオイドの増量：オキシコドン持続注射の増量（96 mg/日 ➡ 120 mg/日）

✚ 夜間の睡眠マネジメント：眠前にフルニトラゼパム 0.5 mg ＋生理食塩水 50 mL を 1 時間で点滴静注

　➡当日より夜間は熟睡でき，日中の眠気は消失

- 翌日より，持続痛は NRS 0～1 となり，腹部を伸展しても痛みは増強せず仰臥位になれるようになった
- 睡眠薬は，退院に合わせてブロマゼパム坐剤 3 mg へ変更

フミヒコさんの場合

- 60 歳台，男性．食道がん術後再発．肝転移，膵転移，腹部リンパ節転移（図1）．PS 2.
- 外来にて化学療法を行っていたが，今回，食道の通過障害が出現し入院．胃管留置となり化学療法は終了となった．
- 痛みに対してオピオイド持続注射を導入，増量したが，十分な鎮痛が得られる前に眠気が出現したため，疼痛マネジメント目的で緩和ケアチームへ紹介された．

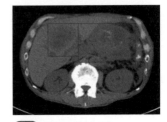

図1 腹部単純 CT
腹部に巨大腫瘤を認め，膵転移，リンパ節転移，肝転移を認める（枠内）．

アセスメント

【痛み】
- 部位：心窩部～腰背部
- 鈍痛
- 持続痛：NRS 4（目標：NRS 2）
- 姿勢による疼痛増強：仰臥位になると増強するため，20 度のファーラー位よりも仰臥位にはなれない
- レスキュー薬（1 時間量）を使用すると NRS 3 に軽減，眠気の増強はない
→ その場で，レスキュー薬を 1.5 時間量に増量して投与したところ，NRS 2 まで軽減し眠気は生じなかった．オピオイドが有効な持続痛であり，定期オピオイドの増量が必要

【夜間不眠と日中の眠気】

- 痛みのため1ヵ月以上，夜間不眠（入眠障害，頻繁な中途覚醒，熟睡感なし）
- 睡眠薬は使用したことがないが，「昼間に眠くなるのは嫌なので使用したくない」との返答
- 眠気はあるが，会話中などに眠ることはない

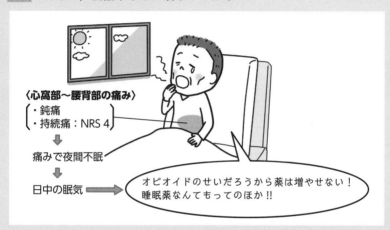

〈心窩部〜腰背部の痛み〉
・鈍痛
・持続痛：NRS 4

痛みで夜間不眠

日中の眠気 ➡ オピオイドのせいだろうから薬は増やせない！睡眠薬なんてもってのほか！！

➡ **"夜間不眠による眠気"もあることを説明すると，睡眠薬の使用を希望した．睡眠マネジメントが必要**

 メッセージ **1** 　**持続痛かつ，眠気が生活に支障なければ
オピオイド増量**

　定期的なオピオイドを開始したら，患者の満足する痛みのレベルまで増量をしていきます．どのオピオイドであっても，量が多すぎると眠気が強くなり，少なすぎると鎮痛が得られません．そのため，眠気が少なく，痛みが和らぐ投与量に調整する，すなわちタイトレーションを行います．**痛みと眠気を評価することがタイトレーションのポイント**です（図2）．

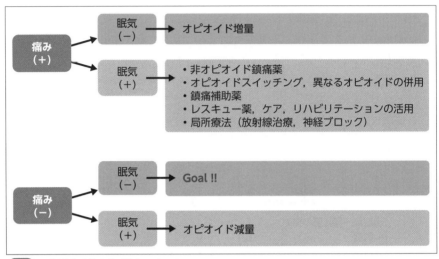

図2 オピオイドのタイトレーション

痛みと眠気の組み合わせが，治療の方向性の決め手になる．

 メッセージ 2　　**夜間不眠なら，当然日中は眠くなります！**

　眠気を評価する際には，必ず"不眠"も評価しましょう．フミヒコさんの場合のように，**夜間の不眠は日中の眠気に直結**します．オピオイドを使用している患者が日中の眠気を訴えると，患者も医療者も「眠気はオピオイドのせい」と誤解し，「オピオイドは増やせない，睡眠薬なんてとんでもない」となりやすいので特に注意が必要です．

　"痛い➡夜間不眠➡日中の眠気，QOL低下➡鎮痛薬を増量できない➡痛い➡夜間不眠➡日中の眠気➡…"といった悪循環に陥っていないか，常に念頭におきましょう．日中の眠気があって鎮痛薬を増量できない場合には，きちんと睡眠薬を使って夜間の睡眠がとれるようにする必要があります！

 メッセージ 3　　**使用中のオピオイド増量で効く痛みなのか？**
　　　　　　　　　──レスキュー薬による効果で確認できる

痛みがオピオイドの増量で対応できるか否か？　それを見抜くには，レスキュー

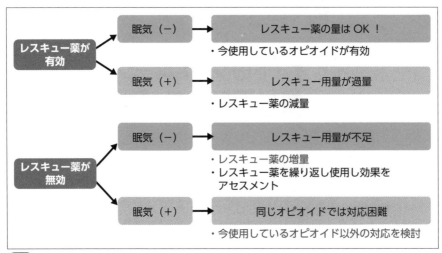

図3 レスキュー薬の効果判定による対処方法

薬の効果を評価すればすぐにわかります（図3）．レスキュー薬が有効であれば，オピオイドが有効な痛みです．

ただし，レスキュー用量に注意が必要です．レスキュー用量が少なすぎると，たとえオピオイドが有効な痛みであっても，十分な効果が得られないからです．フミヒコさんのように，**レスキュー薬を使用しても十分な鎮痛が得られないようなら，1回量を増量して投与してみましょう**．レスキュー薬を増量すれば鎮痛されるようなら，オピオイドが有効な痛みと判断できます．オピオイドの投与量が不足しているから効かないだけです．

逆に，**レスキュー薬を増量しても，眠気は出るのに十分鎮痛が得られないようなら，"今使用しているオピオイドの増量以外の対応"を検討**しなければなりません．

もしレスキュー薬が経口の速放製剤であれば，痛みがとれるまで1時間ごとに2回でも3回でも使用してみましょう．痛みがとれるようなら，定期オピオイドを増量します．反対に，レスキュー薬を1時間ごとに繰り返し服用しても，鎮痛が得られる前に眠気が過度になってしまうようなら，ほかの手段を検討する必要があります．

C 薬剤をもっと使いこなす

2. オピオイドのタイトレーション②
——増量不足はなぜ起こる?

痛みは常に(NRS)6あるよね. つらいけど, もう仕方ないかなって思ってさ. レスキューもあまり効いた感じがしないから飲んでいなかった. 痛みはどうせよくならないから, 先生にいっても仕方ないと思ってる. この先どうなっちゃうのか, 不安だよ.

現処方

- ヒドロモルフォン徐放製剤 24 mg/日, 分1(1週間前に外来で 18 mg/日から33%増量)
- レスキュー薬:ヒドロモルフォン速放製剤 2 mg/回 ➡ 1週間前に 1 mg/回から増量したが, ほとんど使用されていない
- 便秘治療薬(ナルデメジン 0.2 mg/日, 分1, リナクロチド 0.5 mg/日, 分1)

PROBLEM LIST

膵臓がんによる内臓痛

✋ これで解決! 次の一手

✚ **まずはレスキュー薬を増量して効果を評価する** (p.54 I-C-1 のメッセージ3参照)

①レスキュー薬としてヒドロモルフォン速放製剤を 4 mg/回に増量し, 痛みがとれるまで1時間ごとに使用する

➡3回服用したところで, NRS 6 から0になり, 眠気も生じなかった

➡患者へ説明

これまでは用量不足のために鎮痛が得られていませんでした.

痛ければレスキュー薬を使用してください.

②ヒドロモルフォン徐放製剤 36 mg/日（150%）へ増量，レスキュー薬はヒドロモルフォン速放製剤 8 mg/回へ増量し，レスキュー薬でオピオイド必要量を見積もることとする

➡レスキュー薬を使用すれば有効であることが実感でき，その後 3 日間，1 日 6 回程度使用

➡レスキュー薬を使用すると，痛みは NRS 6 から 2 に軽減し，眠気は生じない

➡4 日目：1 日に使用しているレスキュー総量 48 mg（8 mg × 6 回）➡レスキュー総量の 75%（36 mg）を定時薬に追加する．ヒドロモルフォン徐放製剤 36 mg ＋ 36 mg ＝ヒドロモルフォン徐放製剤 72 mg/日（2 倍）へ増量

➡翌日より，レスキュー薬はほとんど必要とせずに NRS 2 と満足な鎮痛を得た（結局，ヒドロモルフォン徐放製剤 18 mg から 72 mg へ 4 倍の増量が必要であった…）

マサヒデさんの場合

- 50 歳台，男性．膵体部がん．腹部リンパ節転移．化学療法中．PS 0．eGFR 70.0 mL/分．
- 半年前から外来で定期オピオイドを使用しており，1 週間前に痛みが増強した．外来で 33% の定期オピオイドの増量が行われたが，痛みが和らがないため入院，緩和ケアチームに紹介された．

アセスメント

- 痛みの部位：心窩部～背部
- 持続痛：NRS 6，鈍痛
- 突出痛はなく，時間帯による痛みの増強はない
- 目標：NRS 2

- 定期オピオイドの増量の効果：NRS 7 が 6 程度には軽減
- レスキュー薬の効果：ほとんど鎮痛効果を実感できず，眠気も生じない
- 眠気：なし
- 夜間の睡眠：痛みで覚醒することはあるが，睡眠薬を使用し眠れている

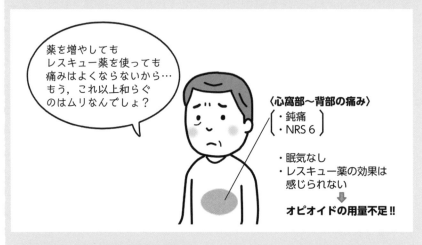

薬を増やしても
レスキュー薬を使っても
痛みはよくならないから…
もう，これ以上和らぐ
のはムリなんでしょ？

〈心窩部〜背部の痛み〉
・鈍痛
・NRS 6

・眠気なし
・レスキュー薬の効果は
感じられない

オピオイドの用量不足!!

→ 膵臓がんによる内臓痛，持続痛
→ おそらく，オピオイド用量が不足している．レスキュー薬を増量して痛みが和らぐまで使用し，オピオイドで鎮痛が得られる痛みかどうか評価する必要がある

メッセージ 1　オピオイドの増量不足はなぜ起こるか？

　「オピオイドの至適投与量とは，患者が許容できるレベルまで痛みを緩和する用量」とされているように[1]，**持続痛に対しては，眠気が許容できる範囲でオピオイドを十分増量**します（p.54 I-C-1 の図 2 参照）．この原則を頭ではわかっていても，実際には増量不足のため患者が痛みで苦しんでいる，ということは少なくありません．

　単純な増量にもかかわらず，なぜ増量不足が生じるのでしょうか？　よく経験される理由を**表 1** にまとめました．この表からみえてくる対策は，以下の **3 つ**

表1 オピオイドが増量不足になる要因

- **患者が痛みを訴えない**
  - **鎮痛はできないとあきらめている**（本項マサヒデさん）
  - 痛みは我慢すべきであると思っている
  - よい患者は痛みを訴えないものだと思っている
  - 痛みを訴えるとがん治療が中断されると心配している
- **患者が増量を躊躇する**
  - **眠気または悪心，便秘がマネジメントされていない**（p.51 I-C-1 フミヒコさん）
  - 副作用を経験したことがある
  - 一度増量すると減量できないと誤解している
  - 鎮痛薬の増量は病状の進行をあらわすという不安
  - 錠剤や注射が増えることの負担感
- **医療者側の要因**
  - 痛みを評価していない
  - 画像所見から「それほど痛いはずはない」と思っている
  - 精神依存を疑い，増量を躊躇する（p.62 I-C-3 ヨシコさん）

に集約されます.

---

① きちんと痛みを評価する

② 鎮痛薬の誤解があれば正しい説明を行い，患者が安心して薬を使用できるようにする

③ 痛み以外の症状のマネジメントも行う

　マサヒデさんの場合には，定時薬の増量，レスキュー薬の使用にもかかわらず，痛みが一向に和らがないため"鎮痛をあきらめて"いました．そのため，レスキュー薬を使わない➡定時薬の増量幅は約30％にとどまる➡用量不足➡痛みが和らがない➡鎮痛をあきらめる➡レスキュー薬を使わない➡…という状況に陥っていました．

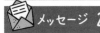 **メッセージ 2**　**オピオイドのタイトレーションの極意
——レスキュー薬の意味をわかってもらう**

　オピオイドの増量は，一般に2通りの方法で行われています．

　1つは，3〜5割を目安に増量する方法です．これで良好にマネジメントできることもあります．一方，マサヒデさんのように4倍の増量が必要な場合に，3

日ごとに30%ずつ増量すると5回の増量が必要ですから、至適用量に達するのに15日も要することになってしまいます。

　そこで**2つ目の方法として、レスキューで使用した分を、定時薬に上乗せする方法**があります。マサヒデさんも1つ目の方法でうまくいかなかったので、2つ目の方法で行ったところ、最短の時間（4〜5日）で鎮痛を得ることができました。この方法はどんな場合でも**迅速な鎮痛**に役立ちます。

　この方法を成功させる極意は、"痛ければレスキュー薬を使ってもらう"ことに尽きます。レスキュー薬を使っていないと、どれくらいオピオイドが不足しているかがわからないからです。よく生じる問題は、レスキュー薬を使っても有効感がなく、レスキュー薬を使わなくなってしまうことです。たとえば、定時薬60 mg，レスキュー薬10 mgが必要な患者が、定時薬24 mg投与されていた場合、レスキュー薬を1/6とすると4 mgとなります。**レスキュー薬10 mgが必要なのに、現在の処方はレスキュー薬4 mgですから、1回のレスキューでは効果を実感できません。**こうしたことを念頭において、**"効果が不十分ならレスキュー薬を繰り返し使う"意味を説明**することが大切です。そして医療者自身も、レスキュー薬が効かないからといって「オピオイドが効かない痛み！」と早合点しないようにしましょう。

　具体的な患者への説明は下記のようになります。

> 効き目が弱く感じるのは、●●さんにお薬の量が不足しているためです。レスキュー薬が1回で効かない場合には、1時間ごとに痛みが十分和らぐまで繰り返し飲んでみてください。

> 我慢せずに、痛ければレスキュー薬を使うことで●●さんに必要なお薬の量を見積もることができ、早く痛みを和らげることができます。

　現場では、こうしたちょっとしたひと言があるかないかで、患者の運命が変わることを実感します。

✉ メッセージ 3　　レスキュー分を本当に全部上乗せしていいの？

マサヒデさんは、ヒドロモルフォン徐放製剤36 mgから、レスキュー総量の

75％を上乗せして72 mgに増量しました.「そんな大胆な」と思われるかもしれません. でも, マサヒデさんは過去3日間, それだけのオピオイドを副作用なく服用していたのです！

定期オピオイドにレスキュー分を上乗せする方法として, 筆者は下記の2通りのいずれかを行っています.

①レスキュー分の70〜75％程度を上乗せする

➡レスキュー薬と同量を上乗せすると眠気が出てしまい, 定期オピオイドを減量する必要が出てくる場合がよく経験されるため, 筆者は原則的に, **1日に使用したレスキュー総量の7割程度を上乗せする方法**をとっています.

②レスキュー分と同量を上乗せする

➡①のようにレスキュー薬を使用しても眠気も生じず, 目標とする鎮痛にはいたっていない場合, つまりレスキュー薬の使用量が不十分と考えられるときには, **1日に使用したレスキュー総量と同量**を上乗せしたほうが早く鎮痛が得られるでしょう.

■ 文献
1) WHO：WHO guidelines for the pharmacological and radiotherapeutic management of cancer pain in adults and adolescents, World Health Organization, Geneva, 2018

C 薬剤をもっと使いこなす

3. 激痛にはオピオイド注射で タイトレーション

痛みは常に（NRS）9 いっちゃってます．レスキューを飲むと少しはいい気がするけど，せいぜい 8．飲んでも食べても痛い．痛みをとって早めに退院したいです．

現処方

- ・ヒドロモルフォン徐放製剤 6 mg/日，分 1（1 週間前に外来で 4 mg/日から 50％増量）
- ・レスキュー薬：ヒドロモルフォン速放製剤 1 mg/回 ➡ 1 日 6 回使用している
- ・ナルデメジン 0.2 mg/日，分 1

▌ PROBLEM LIST

膵臓がんによる激しい内臓痛（NRS 9）

 ## これで解決！ 次の一手

＋ オピオイドの投与経路を変更：経口から持続注射へ

➡ ヒドロモルフォン持続注射 3 mg/日（経口ヒドロモルフォン 12 mg/日：徐放製剤 6 mg/日＋速放製剤 6 mg/日と等鎮痛）

＋ レスキュー薬で，強い痛みはその場でとる

- ・ヒドロモルフォン持続注射 2 時間量（速放製剤 1 mg と等鎮痛）投与したところ，NRS 9 ⇒ 7，眠気なし
- ・15 分後，3 時間量を投与したところ，NRS 7 ⇒ 5，眠気なし

- さらに 15 分後，4 時間量を投与したところ，**NRS 5 ⇒ 3 まで軽減，眠気なし**

→**持続注射開始 2 時間後には痛みは NRS 6**

- 必要量を見積もるために，**痛ければレスキュー薬を使用する**ことを患者に指導する
- レスキュー薬は 2 時間量（0.25 mg/回）に設定

→**日中はほぼ 1 時間おきに使用し，16 回/日，レスキュー薬にて NRS 2 まで軽減，眠気なし**

→翌朝から，レスキュー総量の 75%（p.56 I-C-2 参照）を上乗せし，ヒドロモルフォン持続注射 6 mg/日へ増量する予定であったが…，増量されていなかった

> 1 時間おきにレスキュー薬を使っています．本人に聞いてみると，「時間だからそろそろ使っておいたほうがいいと思うから」というのです．依存症になっているのではないかと心配で，ベースアップについては躊躇していました．

> 1 時間くらいで痛みが出始めるので，その時点で早めにレスキューを使うようにしています．

→ヒドロモルフォン持続注射 6 mg/日へベースアップ

→**2 時間後には痛みは徐々に軽減し，翌日には持続痛 NRS 2 と鎮痛を得，レスキュー薬もほとんど使用しなくなった**

→翌日，ヒドロモルフォン徐放製剤 24 mg/日に投与経路を変更（換算比は注射：経口＝ 1：4）し，退院（入院日数は 4 日）

ヨシコさんの場合

- 50 歳台，女性．膵体部がん，化学療法中．PS 0，eGFR 80 mL/分.
- 2 週間前の外来で，痛みに対して定期オピオイドが導入された．1 週間前の外来で 50%の定期オピオイドの増量が行われたが，痛みが激しいため入院となった．

✏️ アセスメント

【痛み】

● 痛みのため，仰臥位になることができず，胸膝位で側臥位の状態

● 部位：心窩部，背部

● 持続痛：NRS 9，鈍痛

● 目標：NRS 2

【経口オピオイドの効果】

● 定期オピオイド：増量の効果なし

● レスキュー薬：ほとんど鎮痛効果は実感できず，眠気も生じない

● 眠気：なし

● 夜間の睡眠：睡眠薬を使用し 4 時間程度は眠れるが，痛みで中途覚醒する

【大切にしていること】

● 子育てをしており，入院期間はできる限り短期間にしたい

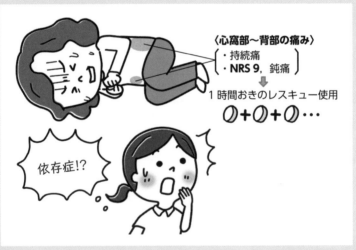

〈心窩部〜背部の痛み〉
・持続痛
・NRS 9，鈍痛

1 時間おきのレスキュー使用

依存症!?

→ 膵臓がんによる背部の激しい内臓痛，持続痛であり，定期オピオイドを
増量しても眠気は生じていないため，早急なタイトレーションが必要

 注射剤でのタイトレーションがよさそう！

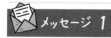
　痛みが激しい場合には，経口ではなく，注射剤でタイトレーションを行うほうがより早く至適用量に到達できます．**表1**のように，投与経路によって，血中濃度が定常状態にいたる時間≒増量間隔は，注射剤がもっとも短いからです．さらに注射剤であれば，毎日1～2回増量ができるので，より短期間で必要量へ到達できます．

　ヨシコさんは，**経口から持続注射に変更したことで数時間後には鎮痛を実感でき，至適用量にいたるまで，正味1日しかかかりません**でした．オピオイドの増量だけで鎮痛が得られる病態であれば，注射剤を使うと，こうした離れ業も可能です．

　"退院を前提としているので，経口剤で調整する"という考えはもちろんあることで，少し痛いくらいなら経口剤の調整でもうまくいくことは多いのですが，ヨシコさんのように痛みが強い場合には，経口剤での調整は時間を要して退院が遠のきます．**"早めの退院を目指しているからこそ，まずは注射剤で痛みをとってしまってから経口剤にするほうが早い"**と，筆者自身の反省も込めて強調した

表1 オピオイドの製剤別薬物動態の目安

製剤の種類	効果発現	定時投与時の定常状態に達するまでの時間[*2] （➡増量間隔に反映される）
注射剤	数分	6～12 時間
経口徐放性製剤 （1日1，2回）	数時間[*1]	2～3 日
経口速放性製剤 （1日4～6回）	数十分	6～12 時間
貼付剤	数時間	3～5 日

注射剤を使用すると，レスキュー薬や，増量の効果がより早く得られる．
[*1] 製剤によりばらつきが大きい．
[*2] 個々の患者の半減期の3倍以上の時間であれば，90%以上定常状態に達する．表中の数字は，一般的に考えられている半減期から計算した結果（3倍）を目安に記載している．
注意：この表はあくまでも目安であり，各製剤によって若干の違いがある．また，肝・腎障害時に定常状態に達するまでの時間は，これより延長することを念頭においておく．
［余宮きのみ：ここが知りたかった緩和ケア，改訂第2版，南江堂，東京，p.31，2019より引用］

いと思います.

メッセージ 2 痛みが激しい場合には, その場でいったん強い痛みはとる!

筆者は, 緩和ケアの師匠に「患者の痛みが自制内になるまで医者は家に帰るな」「患者が痛みで眠れないのに, 医者が寝ているとは何事だ」といわれて育ちました. まさに, その通りです.

持続注射のポンプをつないだら, **レスキュー薬を15分ごとに適宜投与し, 痛みをいったん自制内にする**ことは, それほどむずかしいことではありません. 大体15分おきに投与すれば, どんな強い痛みでも1〜2時間以内で自制内の痛みにすることはできます. ヨシコさんのように医師が投与量を変えてレスキュー薬を投与できなければ, 看護師が医師の指示を最大限に生かして, 立て続けにレスキュー薬を使ってください.

メッセージ 3 オピオイドを増量しても鎮痛されない要因

とはいっても, そもそもオピオイドだけでは鎮痛がむずかしい痛みでは, オピオイドのレスキュー薬を最大限に使用しても十分な鎮痛は得られないでしょう. **レスキュー薬の使用を重ねて, 眠気が強くなるのに痛みがとれない場合には, オピオイドだけで鎮痛を得ようとせず, 病態に合わせてほかの方法を検討**します (表2).

メッセージ 4 精神依存 (ケミカルコーピング) を疑う前に…

痛みが急速に出現, 増強し, オピオイドの増量が間に合わないと, レスキュー薬の使用回数が1日10回を超えるようになることは少なくありません. これを誤って, 精神依存, いわゆるケミカルコーピングや, オピオイドによる痛覚過敏と早合点し, オピオイドの増量を差し控え, 痛みを放置するようなことがあってはなりません (図1).

精神依存は, 症状がないにもかかわらず強迫的に薬物を使用し, 薬物に対する

表2 オピオイドを増量しても鎮痛されない要因と対策

- 単なるオピオイドの増量不足➡増量 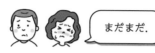 まだまだ.

- 使用しているオピオイドに耐性が生じている➡オピオイドスイッチングまたは一時的にケタミンを併用する*

- オピオイド抵抗性の痛み
  神経障害性疼痛➡鎮痛補助薬，メサドン
  骨転移の体動時痛➡骨格の安定性を保つ対応，鎮痛補助薬，メサドン
  蠕動痛➡ブチルスコポラミン

- 経口剤の場合，腸管からの吸収が不良である➡非経口投与（持続注射，貼付剤，口腔粘膜吸収剤，坐剤）に変更する

*ケタミンによる鎮痛耐性の抑制作用 [1] を想定して使用.
・定まった投与方法はないが，筆者は下記のように行うことが多い.
　①ケタミンを少量（12〜24 mg/ 日程度）から開始し，鎮痛が得られるまで毎日漸増.
　②鎮痛が得られてから1週間程度継続する.
　③1〜2日程度かけて減量，中止.
・ケタミンを減量，中止して痛みが再現されるようなら，ケタミンを継続.
・退院するなどケタミンを継続できない場合には，NMDA受容体拮抗作用のある薬剤（メサドン，イフェンプロジル，メマンチン）の使用で鎮痛を得るようにする.

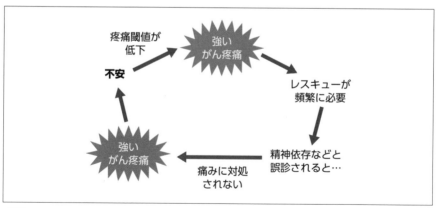

図1 強いがん疼痛に対応しないと生じうる事象

がん疼痛を抱える患者のレスキュー回数が多いからといって，"精神依存（または心因性疼痛）"と診断する前に，きちんとした評価に基づいた疼痛治療を行うべきである.

強度の欲求がある状態です．がん治療により寛解したがんサバイバーや非がん性慢性疼痛を抱えるがん患者に対して，漫然とオピオイドを使用することにより，気づかないうちに精神依存に陥る可能性については注意が必要です．

一方，がんによる痛みに対してオピオイドを長期使用している場合，精神依存が生じることはまれです．ましてや，**進行がん患者が痛みを訴えた場合**には，**精神依存を疑うより，まずは痛みをきちんと評価し，痛みの原因・病態を同定・検索しながら，鎮痛薬を使用したときの効果をきちんとアセスメントすべきです**．

なお，最近見聞きするようになった"ケミカルコーピング"という言葉ですが，世界共通の定義にはいたっておらず，曖昧な言葉です．海外のがん疼痛の専門家によるデルファイ法での意見結果では，「感情的な苦痛に対処するために（不適切または過剰に）オピオイドを使用すること」[2]といった定義が提唱されていますが，コンセンサスが得られている状況にはいたっていません．

✉ メッセージ 5　　年齢によってオピオイド必要量は異なる

オピオイドの使用量は年齢によって顕著な差がみられ，高齢になるほど少ないことがわかっています（**図2**）[3,4]．逆にいうと，若年であるほどオピオイド使用

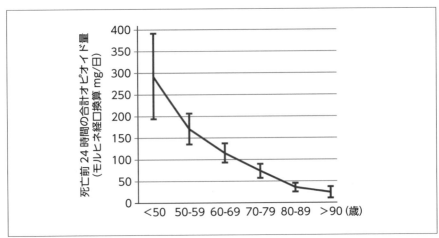

図2　がん患者の年齢別の麻薬使用率：日本
［文献4より一部改変し転載］

量は多いのです.

　がん患者は比較的高齢者が多いので，必然的にがん疼痛治療も高齢者に行うことが多くなります．そのようななか，若年者のがん疼痛治療を行うと，普段高齢者に使用している投与量では不足するため，当然，患者はレスキュー薬を頻繁に使用することになります．すると医療者は，「なんでこんなにオピオイド必要量が多いのだろう」とケミカルコーピングを疑う…といった状況に陥っていることが経験されます.

　同じ病態であっても，ヨシコさんのような比較的若い患者では，オピオイドが高用量必要になることを念頭においておくことが臨床でも役立ちます.

■ 文献

1) 　Bell RF：Low-dose subcutaneous ketamine infusion and morphine tolerance. Pain 83：101-103, 1999
2) 　Kwon JH et al：A pilot study to define chemical coping in cancer patients using the Delphi method. J Palliat Med 18：703-706, 2015
3) 　Higginson IJ et al：Opioid prescribing for cancer pain during the last 3 months of life：associated factors and 9-year trends in a nationwide United Kingdom cohort study. J Clin Oncol 30：4373-4379, 2012
4) 　森田達也他：我が国のがん患者の痛みとオピオイド消費量に関する検討, 平成27年度厚生労働科学研究費補助金（がん対策推進総合研究事業），「がん診療拠点病院におけるがん疼痛緩和に対する取り組みの評価と改善に関する研究」班, 2015

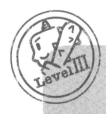

C 薬剤をもっと使いこなす

4. 頻発する発作痛では 鎮痛補助薬を使いこなす

何も覚えてない…全部忘れちゃう…困る…痛みは全然ない.

お腹がいったーい. あー, 本当に痛い. 背中も痛い, 急にくるの! 我慢できない.

 さっきまで笑顔で「痛くない」といっていたのに, ナースコールがあって訪室すると激痛なんです. それでレスキューを10回も使っているので, ベースアップしてもいいかな, って思います.

現処方

- ヒドロモルフォン持続注射 8.0 mg/日, レスキュー：0.5 mg/回 (15分おきに使用可)
- ナルデメジン 0.2 mg/日, 分1
  (経過中, ロキソプロフェン 180 mg/日, 分3, アセトアミノフェン 3,000 mg/日, 分3 も試されたが無効のため中止)

PROBLEM LIST

\# 腹部腫瘍による発作痛

  ①心窩部〜右側腹部痛：胆嚢腫瘍, 肝転移による痛み

  ②背部痛：腹部リンパ節転移, 肝転移による痛み

\# 低活動型せん妄 (オピオイド増量に伴って出現)

これで解決！ 次の一手

✚ 鎮痛補助薬を併用：ラコサミド，クロナゼパム，ミロガバリンを追加

➡ ラコサミド 100 mg/日，分 2 開始．発作痛が 1 日 10 回以上あったが，5 回
程度に減少．しかし NRS 8 と苦痛が強いため，ラコサミドを 200 mg/日，
分 2 へ増量し，クロナゼパム 0.5 mg/日，眠前，ミロガバリン 10 mg/日，
分 2 を併用

- ラコサミドを第一選択にした理由：眠気と低活動型のせん妄があったため，
  眠気のほとんど出ない鎮痛補助薬を選択
- クロナゼパムを第二選択にした理由：発作痛は 1 日を通してあるものの，
  夜間に多い傾向があったため眠前投与で開始することで，夜間の発作痛の
  抑制を期待した
- ミロガバリンを選択した理由：オピオイドとの併用により，腹腔神経叢浸
  潤の内臓痛に鎮痛が得られる経験をしているため

➡ **発作痛は消失**

**✚ オピオイドの減量：ヒドロモルフォン持続注射は漸減し，3.1 mg/日ま
で減量**

➡ **せん妄は消失**

マサヨさんの場合

- 70 歳台，女性．初診にて，胆嚢がん，多発肝転移，腹部リンパ節転
  移（肝門部～傍大動脈）（図 1），腹膜播種（腹水は少量），多発肺転
  移と診断され，抗がん薬治療前．
- 頭部 CT 上，明らかな脳転移なし．PS 2，食事 5 割摂取，eGFR
  96.0 mL/分.
- 1 週間前に塩酸モルヒネ持続注射 100 mg/日投与下，せん妄状態で
  転院してきたため，主治医によりヒドロモルフォン持続注射に変更
  し，約半量（6.3 mg/日）まで減量し投与されていた．しかし，痛み
  とせん妄の状態は変わらず，レスキュー薬を頻繁に使用するため定
  期オピオイドの増量を行ったが，日中の眠気が強くなり，鎮痛も得

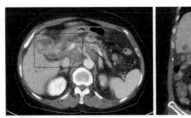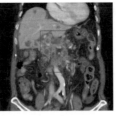

図1 腹部造影CT

胆嚢がん，肝浸潤．肝門部〜傍大動脈周囲に多数のリンパ節転移がみられる（枠内）.

られないため，緩和ケアチームへ紹介された.

アセスメント

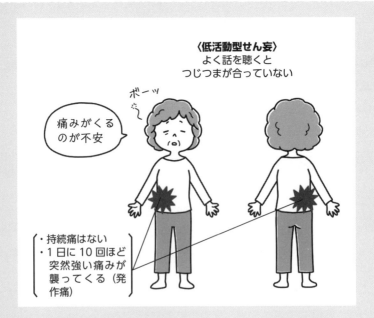

- 持続痛：NRS 0
- 突出痛：1日に10回程度（きっかけなく突然出現する発作痛で，2〜3分で消失するもののNRS 10となり，身もだえする）．発作痛のたびにレ

スキュー薬を使用するが，薬効があらわれる 15 分後には寝てしまう

- 意識レベル：JCS I-2
- 低活動型せん妄：活動量，行動速度，会話量，会話速度が低下しており，無気力．病状説明をされたことや入院している病院名などについて質問しても「知らない」という返答であり，記憶欠損，失見当識がみられる
→ 発作痛に対して定期オピオイドを増量した結果，せん妄が生じてしまったと考えられる．発作痛への対応と定期オピオイドの減量が必要

✉ メッセージ *1*　持続痛か突出痛かで治療方針は異なる

　患者が痛がっている様子をみると，つい「オピオイドを増量しよう！」と思ってしまいます．でも，「定期オピオイドを増量しよう！」と思ったとき，忘れずに行いたいことがあります．**"その痛みは持続痛か突出痛か"，アセスメントする**ことです．持続痛があれば，オピオイドの増量で対応するのは適切です．

　しかし，マサヨさんのように，**持続痛はなく突出痛のみの場合，痛がっているからといって定期オピオイドを増量すると眠気が増し，患者によってはせん妄となり，かえって QOL が低下してしまう**ことがあります（図2）．

　また，オピオイドに限らず，せん妄のなりやすさには個人差があります．せん妄になりやすい患者では，少しオピオイドが過量になるとすぐにせん妄になり，オピオイドを減量するとすぐにせん妄が改善します．

✉ メッセージ *2*　突出痛の治療——タイプにより治療方針が異なる

　持続痛はなく，突出痛が問題となっているようなら，突出痛のタイプ（**表1**）をキャッチできればおのずと対処法がわかります．

1. 予測可能な突出痛

　多くは，体動に伴って痛みが出現するもの（**体動時痛**）が多いでしょう（対処法は，p.8 I-A-2，p.107 I-D-1，p.124 I-D-3 参照）．

2. 予測できない突出痛

　しばしば問題となるのは"なんの誘因もなく突然生じる**発作痛**"です．神経障

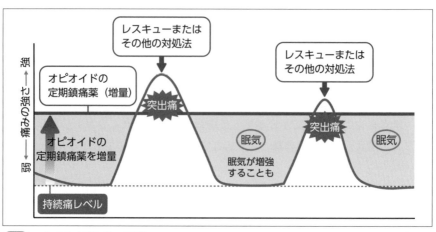

図2　オピオイド治療の原則

一般的には，持続痛には定期鎮痛薬で，突出痛にはレスキューまたはその他の対処法で対応する．突出痛やレスキューが頻回だからといって漫然とオピオイドの定期鎮痛薬を増量していくと過量投与となり，眠気やせん妄を招くことがある．

［余宮きのみ：ここが知りたかった緩和ケア，改訂第2版，南江堂，東京，p.112，2019 より引用］

表1　突出痛のタイプ：病態と対処例

突出痛のタイプをきちんとアセスメントできれば，適切な治療方針がわかる．

突出痛のタイプ		痛みの病態			治療方針（例）
		体性痛	内臓痛	神経障害性疼痛	
①予測可能なもの		骨・皮膚・筋肉転移による体動時痛	嚥下・排尿・排便などに伴う痛み	体動による神経圧迫，アロディニアなどに伴う痛み	・痛みの出にくい動作方法，環境設定，脊椎固定帯（コルセット） ・予防的レスキュー ・病態に応じた対応（非オピオイド鎮痛薬，鎮痛補助薬，放射線治療など）
②予測不可能なもの	不随意な誘因がある	不随意な体動による痛み（ミオクローヌス，咳など）	蠕動痛，膀胱痙攣など	不随意な体動による神経圧迫などに伴う痛み	痛みの誘因に対する治療
	誘因なく生じる	何の誘因もなく生じる**発作痛**			鎮痛補助薬が必要となることが多い

［余宮きのみ：ここが知りたかった緩和ケア，改訂第2版，南江堂，東京，p.113，2019 より改変し転載］

害性疼痛やマサヨさんのような傍大動脈周囲リンパ節転移による内臓痛（腹腔神経叢浸潤が関与）でよく遭遇します.

 メッセージ 3 　**発作痛の治療——頻度で治療方針が異なる（図3）**

発作痛の頻度により，おのずと対処法が分かれます.

1. ときどき発作痛がある場合

1日1～3回程度，発作痛がまったくない日もあるなど，レスキュー薬で対応できそうな場合です. 患者がレスキュー薬などで対処し満足していれば，現状のままでもよいでしょう. レスキュー薬が十分"救済"になっていない場合には，**レスキュー薬を調整**します（p.2 I-A-1, p.51 I-C-1, p.92 I-C-7, p.99 I-C-8 参照）. もちろん，発作痛そのものを軽減する集学的な治療も併せて行うことができれば，それに越したことはありません.

2. 頻繁に発作痛がある場合

1日5～6回以上，1～2時間に1回以上など，頻繁に発作痛が生じる場合には，レスキュー薬での対応よりも，発作痛そのものを和らげる鎮痛対策，代表

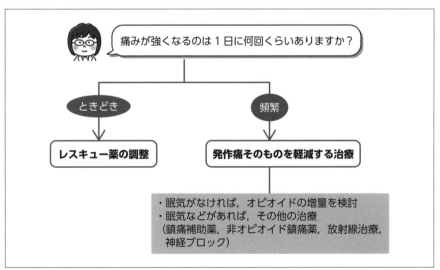

図3 　**発作痛の治療イメージ**

的なものでは**鎮痛補助薬の工夫**を検討します．特に，定期オピオイドの増量で過剰な眠気やせん妄をきたしている場合には，それ以上オピオイドの増量はできません．残されている薬物療法としては，鎮痛補助薬と非オピオイド鎮痛薬になります．薬物で対応できない場合には，神経ブロックや放射線治療などの局所療法を検討することがあります．

 メッセージ 4 　鎮痛補助薬の選択

　どの鎮痛補助薬がよいかは，あらかじめわかりません．そのため，患者の状況と鎮痛補助薬の副作用を照らし合わせて選択します（p.77 I-C-5 参照）．マサヨさんのように腹腔神経叢浸潤が関与した痛みでは，Ca チャネル阻害薬（ミロガバリン，プレガバリン），Na チャネル阻害薬（ラコサミド，リドカイン），クロナゼパム（注射剤なら微量のミダゾラム），ケタミンなどを単剤あるいは組み合わせて使用しています．

　頻繁な発作痛がある場合に「お気持ちはいかがですか？」と質問すると，「いつ痛みがくるかって不安，恐い」と発作痛に対する不安や恐怖がしばしば表出されます．また，夕方から夜間に出現頻度が高いことも多く，これらのことから，クロナゼパムなどのベンゾジアゼピン系薬はよい選択肢だと感じています．

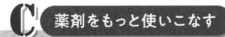

薬剤をもっと使いこなす

5. 短期決戦に"ヤブ医者療法"
——神経障害性疼痛での鎮痛補助薬の工夫（経口剤編）

左腕の痛みとしびれをなんとかしてもらいたい．少しでも指や肘を曲げたりするとビリビリしびれる痛みがくるので動かしたくない．（オピオイドの）レスキューは左腕には効かない．痛みのせいで普通の生活ができない．やらなければならない仕事もあって，子供も小さいので，胸水を抜いたら早めに退院します．

現処方

・ヒドロモルフォン持続注射 14.4 mg/日，レスキュー：1 時間量➡予防的な使用のみ
・プレガバリン 300 mg/日，分 2

PROBLEM LIST

\# 左頸部～鎖骨上リンパ節，左腋窩リンパ節転移による腕神経叢浸潤（神経障害性疼痛）

 これで解決！ 次の一手

✚ 現処方に加えて鎮痛補助薬を調整：下記 3 剤を同時に開始
・**イフェンプロジル** 60 mg/日，分 3
・**ラコサミド** 100 mg/日，分 2
・**クロナゼパム** 0.25 mg/日，眠前
➡夜間良眠でき，左上腕～前腕～第 I ～III 指の痛みとしびれ感は NRS 0 に消失．発作痛も 1 日 3 ～ 4 回に減少した

- 左第Ⅳ，Ⅴ指のしびれ感と発作痛が残ったため，6日後，**ラコサミドを200 mg/日，分2に増量**
- その3日後には左第Ⅳ，Ⅴ指のしびれはNRS 3と自制内に軽減したが，発作痛とアロディニアが残存➡患者と鎮痛補助薬のラインナップを共有したところ，入院中に異なるメカニズムの薬剤を試してみたいと希望した
- **デュロキセチン** 20 mg/日，分1から開始したが，強い眠気が出現する一方，左第Ⅳ，Ⅴ指のしびれは軽減せず，デュロキセチンは中止
- 眠前クロナゼパムを0.5 mg/日に増量してみたが効果が得られなかったため，0.25 mg/日に戻した

➡薬剤をひと通り試したことで患者の納得と満足は得られ，10日後に退院（退院時，ヒドロモルフォンは，持続注射14.4 mg/日から徐放製剤58 mg/日，分1へ変更）

📎 アユミさんの場合

- 40歳台，女性．左乳がん術後，放射線治療後再発．左胸膜転移，皮膚，リンパ節転移（図1）．PS 1．eGFR 80 mL/分．
- 今回，化学療法のための処置，胸水穿刺，痛みの治療を兼ねて短期入院．
- 入院後，主治医によりフェンタニル貼付剤からヒドロモルフォン持続注射に変更され，増量したことで，乳がん自壊部，皮膚転移（左

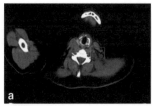
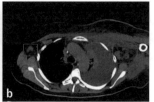

図1 CT
a：左頸部〜鎖骨上リンパ節転移を認める（枠内）．
b：両腋窩リンパ節転移（枠内），左乳房皮下転移，左胸水を認める．

前胸部〜背部）の痛みは消失したが，左上肢の痛みとしびれは和らがないため，緩和ケアチームに紹介された．

🧪 アセスメント

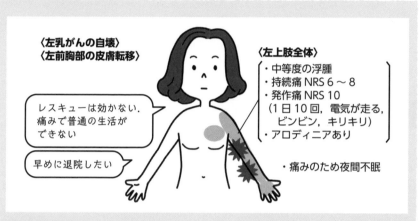

【痛み】

● 左上肢は全体に中等度の浮腫があるが，発赤，熱感など蜂窩織炎を疑う所見はない．痛みは半年前から出現し，オピオイドとプレガバリンを処方され有効であったが，この数週間，痛みが急速に悪化した

①持続痛：重い，ギューっとしびれるような痛み．NRS 6 〜 8．目標はNRS 2．レスキュー薬で痛みは楽になるが，しびれは変わらない．レスキュー薬を1日に7回程度使用している

②何の誘因もなく生じる発作痛：「電気が走るような，ビンビン，キリキリ」という痛みでNRS 10．一瞬だが，1日に10回程度，頻繁にくる．急にくるので「怖い」．夕方から夜間に多い

③アロディニア：触れると「ビーン」と痛みとしびれ感が走る

● 左前胸部に乳がん自壊，皮膚転移があるが，同部の痛みはオピオイドの増量が有効で気にならない．オピオイド，プレガバリン，ロキソプロフェンは，それぞれ開始当初は有効感が得られていたとのこと

【不眠】

● この数週間，夜間は痛みのためほとんど眠れておらず，昼寝をすることが多い

➡ 頸部～鎖骨上リンパ節，腋窩リンパ節転移による腕神経叢浸潤をきたし，神経障害性疼痛のため普通の生活ができない．持続痛に加えて，夜間に頻発する発作痛が怖くて夜も眠れない．早期退院を予定しており，オピオイドの効果も限定的なので，鎮痛補助薬による短期での鎮痛が必要

 メッセージ *1*　鎮痛補助薬の出番は？

　がん疼痛に対する治療薬の主役はオピオイドです．鎮痛補助薬は，主役のオピオイドを補助する脇役ですが，重要な出番があります！ それは，**オピオイドを増量しても，また非オピオイド鎮痛薬を併用しても十分鎮痛が得られないとき**です．そのような場合の代表は，神経障害性疼痛です（**表1, 2**）．

表1　オピオイドのみでは鎮痛不十分な痛みとその治療法

疼　痛	原　因	治　療
神経障害性疼痛	・神経浸潤・圧迫による痛み ・がん治療による痛み（術後慢性痛，放射線による神経障害，化学療法による神経障害）	・鎮痛補助薬，ステロイド ・神経ブロック ・放射線治療
体性痛による体動時痛	・骨転移・皮膚転移による体動時痛	・非オピオイド鎮痛薬，ステロイド ・鎮痛補助薬 ・骨転移では，放射線治療，ビスホスホネート製剤
筋れん縮による痛み		・鎮痛補助薬（筋弛緩薬）
頭蓋内圧亢進による頭痛	・脳転移	・ステロイド ・濃グリセリン
消化管の蠕動亢進による痛み	・腸閉塞	・ブチルスコポラミン ・オクトレオチド，ステロイド ・緩和的手術療法

［余宮きのみ：ここが知りたかった緩和ケア，改訂第2版，南江堂，東京，p.82, 2019 より引用］

表2 神経障害性疼痛の診断

神経障害性疼痛は，以下の項目を確認し診断する
- **臨床症状**
  - ・痛みの部位が，神経支配領域と一致している
  - ・痛みの部位に，感覚鈍麻，痛覚過敏*¹ またはアロディニア*² がある
  - ・痛みの性状が特徴的（焼けるような，圧迫するような，電気が走るような，刺すような，締めつけられる，ビリビリした，しびれ）
- **画像所見**
  - ・神経圧迫や浸潤像を認める
- **その他**
  - ・神経障害を示唆する病歴（例：がん治療，外傷，帯状疱疹，糖尿病など）

*¹ 痛み刺激を通常より強く感じる．
*² 通常では痛みを起こさない刺激で痛みが誘発される．
［余宮きのみ：ここが知りたかった緩和ケア，改訂第2版，南江堂，東京，p.83，2019より引用］

　神経障害性疼痛も，ある程度はオピオイドが効きます．特にがん疼痛は，侵害受容性疼痛と混在していることが多いため，神経障害性疼痛が含まれた痛みであっても，まずはオピオイドを試すのが得策です．それでもやはり，神経障害性疼痛，また骨転移の体動時痛（p.86 I-C-6 オサムさん），発作痛（p.70 I-C-4 マサヨさん，p.143 I-D-6 ヒデアキさん）などでは，オピオイドの増量だけでは十分な鎮痛が得られないことも多く，鎮痛補助薬の出番となります．

メッセージ 2　鎮痛補助薬をどう選択するか──経口剤の場合

　鎮痛補助薬の選択は，専門家の経験や考えに基づいて行われているのが現状です．筆者は，表3に示したような薬を使用しています．

　注射剤は選択肢が限られる一方（p.86 I-C-6 参照），経口剤は選択肢が多いため悩みますが，下記のようなことを念頭において選択しています．

1. ポイント①　保険適用があるもの

　表3のうち，痛みに関する保険適用があるものは，ミロガバリン，バルプロ酸，デュロキセチン，メキシレチンだけです．すべての薬剤を使用した経験から，多くの症例で**ミロガバリンを第一選択**にしています．**鎮痛が得られる場合が多く，作用機序の同じプレガバリンと比べて眠気の副作用が少ない**からです．眠気が出現したとしても2〜3日と早期で耐性ができますし，減量することで対応でき

表3 鎮痛補助薬の選択

表3 鎮痛補助薬の選択
●眠気が比較的強いので，眠前服用または通常より減量して使用
●人により眠気が出る．眠気は数日で耐性ができる

分 類	薬剤名	経口(回数/日)	注 射	Naチャネル阻害	Caチャネル阻害	NMDA阻害	GABA抑制系の活性化	下行疼痛抑制系の活性化
抗けいれん薬	●ミロガバリン*	2回			◎			
	ラコサミド	2回	○	◎				
	●クロナゼパム	1回					◎	
	●バルプロ酸*	1〜3回			○		◎	
筋弛緩薬	●バクロフェン	1〜3回			○		◎	
抗うつ薬	●ノルトリプチリン ●デュロキセチン* ●ミルタザピン	1回		◎				◎
NMDA受容体拮抗薬	イフェンプロジル	3回				◎		
	●メマンチン	1回				◎		
	●ケタミン	−	○			◎		
抗不整脈薬	メキシレチン*	3回	○	◎				
	リドカイン	−	○	◎				

高度の肝障害時には，バルプロ酸，リドカイン，メキシレチンを避ける．
高度の腎障害時に，ミロガバリン，バクロフェンを使用する際には，通常より少量から開始する．
*痛みに関する保険適用のあるもの．

ることがほとんどです[1]．

　デュロキセチンとメキシレチンは，時に悪心を訴えられるので，がん患者では第一選択にはしません（ただし，化学療法誘発性末梢神経障害などの，非がん性慢性疼痛には第一選択にすることがあります）．メキシレチンは，リドカインが有効な患者で経口剤に変更する場合などに用います．

2．ポイント② 眠気の副作用を避けたい場合

　多くの鎮痛補助薬には，眠気の副作用があります．特に全身状態が不良な進行がん患者では，眠気やせん妄といった副作用が生じやすく薬剤の継続や増量ができないために，十分な鎮痛が得られないことをしばしば経験します．

眠気の副作用がないものは，ラコサミド，イフェンプロジル，メキシレチンです．メキシレチンとイフェンプロジルは時に有効ですが，1日3回と内服回数が多いため内服負担がある場合には用いません．残るラコサミドの保険適用はてんかんですが，"カルバマゼピン（三叉神経痛に保険適用がある）の眠気のないもの"という位置づけで使用しています．**ラコサミドは，**鎮痛が得られる頻度も高いため，**第一選択または第二選択薬**としています．経口剤と注射剤（p.70 I-C-4, p.86 I-C-6, p.143 I-D-6参照）の両方があり，患者の状態に合わせて投与経路が変更できる点も便利です．

3. ポイント③　不眠や夜間痛がある場合

　逆に，眠気の生じやすい鎮痛補助薬を眠前投与すると，鎮痛だけではなく不眠の解消も期待できます．アユミさんのように不眠や夜間痛がある患者に，下記のような鎮痛補助薬を第一選択として使用することがあります．

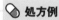 **処方例**

例1：クロナゼパム 0.25 mg または 0.5 mg を眠前1回（p.70 I-C-4, p.143 I-D-6, p.149 I-D-7参照）

例2：メマンチン 2.5 mg または 5 mg を眠前1回

メッセージ 3　難敵には，作用機序の異なる薬剤を併用 ── "ヤブ医者療法"

　1つの鎮痛補助薬を開始したら，副作用の許容範囲で十分増量します．それでも痛みが残存する場合には別の薬を開始しますが，先行の鎮痛補助薬の副作用が問題となっていないならば，先行の鎮痛補助薬は中止せずに併用します．単剤では無効でも，**作用機序の異なる薬剤を併用**してはじめて鎮痛されることがあるからです．まず鎮痛が得られるまで併用していき，鎮痛が得られ安定した時点で，薬を少しずつ引いていきます．次から次へと薬を併用していくので，一見"ヤブ医者"のようですが，こと鎮痛補助薬に関していえば，併用療法は鎮痛を得るために有効な方法です．

　アユミさんの場合は，3剤を同時に開始しました．「難敵！」と思われる痛みに短期決戦が求められる場合には，こうしたこともアリです．もちろん，無効な

薬を漫然と長期間使用するのは避けたいことですので，1つひとつの薬の効果を詳細に評価し記録しておくことが大切です．**詳細な薬効の評価**が使いこなしの極意といってもよいでしょう．

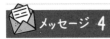 **メッセージ 4** 　鎮痛補助薬使いこなしの最大のポイント
　　　　　　　　　　　——薬効の詳細な評価

　微妙な薬効も見逃さずに評価し，十分増量することが最大のポイントです．なぜなら，鎮痛補助薬は増量することで十分な効果が得られることが多いからです．少量から開始し劇的に効かないと"無効"と判断して次々に薬を変えてしまう，また，患者が「これは効かない」と自己判断して中止してしまう…これでは薬も効果を発揮できません．

　鎮痛補助薬の薬効を詳細に評価するポイントを，以下にあげます．

1. ポイント①　患者による評価

　数日以上前の微妙な効果を覚えておくのは実際にはむずかしいものです．そこで，処方する際に，患者へ薬効の評価について，**あらかじめ**協力を求めておくことがポイントです．

> 効く量は人によって異なります．最初は少量から開始するので，効果が不十分かもしれません．でも少しでも効果があれば，増量して効果が得られることがあります．ですから，少しでも効果が感じられたら，教えてください．

2. ポイント②　医療者による評価

　疼痛強度は変わらないが，アロディニアだけ，突出痛だけは和らいだ，ということはよくあります．

　"アロディニアの変化""痛みが誘発される姿勢や動作があれば，その際の痛みの変化""突出痛の頻度の変化""頻度は同じだが痛みの強さが軽くなっていないか"など，細やかに質問することで微妙な薬効をキャッチできます．患者も質問されてはじめて「そういえば，動けるようになった，眠れるようになった」など，効果を自覚することがあります．効果を確認せずに薬を増やすと，「効いてもい

ないのに薬ばかり増える」という患者の不信や負担につながりかねません．患者と二人三脚で薬効を確認し共有することで，信頼関係も築かれ，新たな治療薬も円滑に開始でき，結果的に質の高い緩和ケアへとつながります．そして少しでも効果があれば，十分増量しましょう．

■ 文献

1) 中西京子他：がん疼痛に対するミロガバリンの有用性の検討．癌と化療 47：927-931，2020

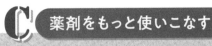

6. 寝返りもできない痛みにケタミン
── 神経障害性疼痛での鎮痛補助薬の工夫（注射剤編）

（看護師2人で全介助で体位変換すると強い痛みを訴える）：痛い，痛い！
動かしたらダメだー．

側臥位でじっとしているぶんには痛みはないですが，看護師2人で支えな
がら慎重に体位変換しても痛くなってしまいます．仰臥位になれないので，
ケアもむずかしいです．オピオイドの予防的レスキューも効きません．ア
セトアミノフェンやNSAIDsの点滴をしても痛みが軽くなる感じはありま
せん．放射線治療が始まりますが，これでは無理です．

現処方
・オキシコドン持続注射 24 mg/日
・アセトアミノフェン注 1 g/回，1日2回
・フルルビプロフェンアキセチル注 50 mg/回，1日2回，PPI併用
・ラコサミド 100 mg/日，分2
・整形外科医より，頸椎後屈を避けるよう指示あり

PROBLEM LIST

#第1胸椎転移（脊髄圧迫を伴う）による神経障害性疼痛

これで解決！ 次の一手

＋ ケタミン持続注射 24 mg/日を開始

➡ **2 時間後以降，体位変換時の痛みは軽減**

➡ 翌日には右肩甲骨部のアロディニアは消失し仰臥位，右側臥位になれるようになったため，放射線治療を開始

➡ その後，体位変換時の痛みの軽減を目指して**ケタミンを 24 mg/日➡ 48 mg/日➡ 72 mg/日へ増量**

＋ 頸椎カラーを装着

➡ **ファーラー位 50 度まで可能となる**

- 放射線治療〔第 7 頸椎（C7）～第 1 胸椎（Th1）〕30 Gy × 10 回施行．1 週間後ごろより体位変換時も痛みが生じなくなったが，1 日に 2 ～ 3 回発作痛が生じていたため，**クロナゼパム 0.5 mg/日，分 1 を開始し**，消失
- 入院 3 日目より，廃用症候群の予防を目的にベッドサイドにて**リハビリテーション**を開始．放射線治療を終了し，2 ヵ月後に独歩退院
- 退院時は，ヒドロモルフォン徐放製剤 14 mg/日，分 1 へ投与経路を変更．ケタミンを中止したところ，右上肢の痛み（ビリビリ）が再燃したため，ミロガバリンを開始

➡ その後，アセトアミノフェン注，フルルビプロフェンアキセチル注，ラコサミド注は中止しても痛みの再燃はなかったため，各薬剤の経口剤は開始しなかった

オサムさんの場合

- 60 歳台，男性．左上葉肺扁平上皮がん，化学療法後．PS 4（痛み出現前は PS 1）．eGFR 100 mL/分．
- 在宅療養中であったが，1 ヵ月前より右肩の痛みが出現．徐々に右上肢のしびれが出現したため，往診医にてプレガバリンが開始された．しかし痛みは進行性のため，経口オキシコドンが開始され 60 mg/日まで増量．傾眠傾向となるものの痛みのため側臥位しかとれず，ほとんど寝たきりとなった．

● 当院初診，医師の判断
で緊急入院となった．
MRI検査の結果，脊椎
転移による痛みと診断
（図1）．痛みにより内
服する姿勢がとれない
ため，オキシコドンを

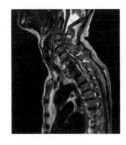

図1 MRI
C7-Th2に骨転移を認
め，Th1レベルで脊
髄圧迫を認める（枠
内）．

50％程度減量して持続注射が開始された．意識は清明となったが，
仰臥位での激しい痛みと体位変換時の痛みで放射線治療が困難なた
め，緩和ケアチームに紹介された．

🧪 アセスメント

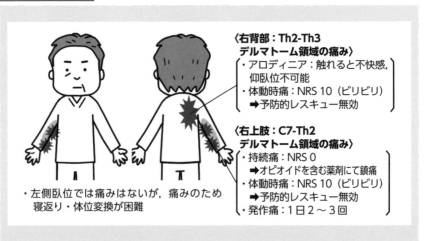

〈右背部：Th2-Th3
デルマトーム領域の痛み〉
・アロディニア：触れると不快感，
　仰臥位不可能
・体動時痛：NRS 10（ビリビリ）
　➡予防的レスキュー無効

〈右上肢：C7-Th2
デルマトーム領域の痛み〉
・持続痛：NRS 0
　➡オピオイドを含む薬剤にて鎮痛
・体動時痛：NRS 10（ビリビリ）
　➡予防的レスキュー無効
・発作痛：1日2〜3回

・左側臥位では痛みはないが，痛みのため
　寝返り・体位変換が困難

● 痛みのため，左側臥位以外の姿勢をとることができない

【右背部：右肩甲骨周囲（Th2-Th3レベルのデルマトーム領域）の痛み】

● アロディニアが強いため，仰臥位，ファーラー位になれない

● 体動時痛：少しの動作でもNRS 10のため，寝返り不可能

【右上肢の痛み（ビリビリ）：C7-Th2レベルのデルマトーム領域の痛み】

● 左側臥位で安静時痛：NRS 0

● 発作痛：1日2〜3回

● 明らかな麻痺は認めない

【不眠】

● 2～3時間ごとの体位変換時，痛みで覚醒している

● 夜間不眠による日中の眠気が軽度あるが，不快ではなく会話などには支障がない

→ 頸椎～胸椎転移による高度の神経障害性疼痛のため，左側臥位以外の姿勢はとれず，放射線治療も実施困難．内服が困難なうえに迅速な鎮痛が求められるので，注射剤での鎮痛が必要

 メッセージ 1　鎮痛補助薬の注射剤を選択する場合

　鎮痛補助薬のなかでも，注射剤として一般的に使用されているのがケタミンです．その他，Naチャネル阻害薬として，リドカインやラコサミドを用いることがあります（p.82 I-C-5の表3参照）．

　経口剤に比べて注射剤は選択肢が限られていますが，内服困難，またはオサムさんのように**頸椎転移（頸椎後屈を避ける必要がある）で内服の姿勢がとれない**場合には，注射剤を使用する必要があります．また強い痛みのため緊急性を要する際には，注射剤は効果発現が早くタイトレーションが迅速にできることから，試してみる価値があります．

 メッセージ 2　NMDA受容体拮抗薬（ケタミン）か Naチャネル阻害薬か

選択方法に定まったものはありません．

1.　ケタミンを選択する場合

　脊髄のNMDA受容体は，アロディニアや痛覚過敏，オピオイドの鎮痛耐性に関与しており，実際にNMDA受容体拮抗薬がアロディニアや痛覚過敏を含む痛み，オピオイドの鎮痛耐性を抑制すること[1]などから，下記のような場合にケタミンを選択しています．

　・痛みが強いとき

・強い痛みに長期間（数週間以上など）曝されていた場合

・アロディニアを伴っている場合

・オピオイドを比較的長期（数ヵ月以上など）使用している場合

2. Na チャネル阻害薬を選択する場合

・すでに眠気が生じている，眠気が生じやすいなど，中枢神経系の副作用を避けたい場合（p.77 Ⅰ-C-5 参照）

> **🔖 処方例**
>
> ラコサミド 50 mg ＋生理食塩水 50 mL，1 日 2 回点滴静注
> ➡効果が得られるまで 1 回量を漸増

📧 メッセージ 3　ケタミンを使いこなすポイント

ケタミンは催眠作用と鎮痛作用があることから，麻酔薬として使用されています．ただし，鎮痛作用は麻酔量より少量で得られるため，**神経障害性疼痛**に使用されています．**オピオイドだけでは対応できないむずかしい痛み**に対してもしばしば有効で，いざというときケタミンを使いこなせるメリットは大きいでしょう．

とはいっても，疼痛治療でケタミンを使用する場合の治療域は狭く，鎮痛作用を目的とした投与量でも，**眠気，幻覚，悪夢，せん妄などの精神症状**がみられることがあります．特に，全身状態が不良な進行がん患者では工夫が必要です．**患者の病状に応じて初期投与量を決定し，副作用を観察しながら，徐々に鎮痛用量へ増量する**とよいでしょう．

> **🔖 処方例**
>
> ①進行がんで眠気・せん妄などが生じやすい場合
> ➡10 〜 20 mg/日から開始し，1 日ごとに漸増
> 　例 1：1%ケタミン原液 10 mL
> 　例 2：1%ケタミン 9 mL ＋ミダゾラム 1 mL
> 　例 3：1%ケタミン 8 mL ＋ミダゾラム 2 mL
> 　（※いずれのレシピも，投与速度 0.05 ➡ 0.1 ➡ 0.15 ➡ 0.2 ➡ 0.3 ➡ 0.4 mL/時
> 　➡…）

②全身状態が良好で比較的体力があり，痛みも激しい場合など

➡ 50 mg/日程度から開始し，効果と副作用により 100 mg ➡…と増量

（※例 1～3 のレシピで，投与速度 0.2 ➡ 0.4 ➡ 0.6 mL/時➡…）

・①②のいずれも増量間隔は半日～1 日

・ミダゾラムを混注する場合には，原液で 0.1 mL/時（0.5 mg/時）を超えないように調整し，眠気が強くなったり，または痛みが安定したら終了してもよい

・ケタミンによる精神症状に対して，ミダゾラムを予防的に併用投与する報告が複数あり，また筆者はミダゾラムの GABA 受容体を介しての鎮痛作用（p.143 I-D-6 参照）も期待し，混注することがある

・ケタミンは，脳血管障害，高血圧，脳圧亢進症，けいれん発作の既往では使用を控えることとされている．このような症例で鎮痛補助薬としてケタミンを使用する場合には，血圧上昇について留意する．一般には，意識レベルを保つような鎮痛目的の投与量では，血圧上昇や脳圧亢進作用は生じにくいと考えられる

■ 文献

1) 余宮きのみ 他：鎮痛薬の鎮痛効果を高める鎮痛補助薬—NMDA 受容体拮抗薬．緩和医療学 10：145-152, 2008

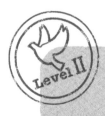

薬剤をもっと使いこなす

7. そのレスキュー薬で, 本当に大丈夫?

痛みは朝にきます. いてもたってもいられないくらいです. レスキューを 2 回使ってもなかなか効いてきません.

現処方

・フェンタニル貼付剤 4.2 mg/日(フェンタニルテープ 14 mg)
・レスキュー薬:オキシコドン速放製剤 45 mg/回
・マクロゴール 4000 配合 1 包 /日, 分 1

PROBLEM LIST

\# 朝覚醒時に発生する強い発作痛(子宮頸がん局所進行による左臀部痛)

➡レスキュー薬を使用しても鎮痛されない

これで解決! 次の一手

✚ レスキュー薬としてフェンタニル口腔粘膜吸収剤を導入

【1 日目】(朝覚醒時を仮に 0:00 とする)

- 0:00　NRS 7 の発作痛が出現し, 100 μg を使用
- 0:30　痛みは変わらず, 100 μg を追加投与
- 1:00　痛みは変わらず, オキシコドン速放製剤 45 mg 内服
- 1:30　NRS 3 に軽減

➡次回より 200 μg とした

発作痛が治まるまで 1.5 時間, その後数時間, 不快な眠気が遷延した

【2日目】

- 0:00　NRS 7 の発作痛に対して，200 μg を使用
- 0:30　痛みは変わらず，200 μg を追加投与
- 1:00　痛みは変わらず，オキシコドン速放製剤 45 mg 内服
- 1:30　NRS 3 に軽減

➡次回より 400 μg とした

　　発作痛が治まるまで 1.5 時間，その後数時間，不快な眠気が遷延した

【3日目】

- 0:00　NRS 7 の発作痛に対して 400 μg を使用
- 0:30　**NRS 2〜3 となり，眠気も満足を得た**ため，以後 400 μg をレスキュー薬とした

　　発作痛が治まるまで 30 分以内，眠気の遷延はなし

🔖 処方例

①フェンタニル口腔粘膜吸収剤 400 μg/回（4 時間空ける．1 日 4 回まで）
②オキシコドン速放製剤 45 mg/回．①に加え，必要に応じて使用（フェンタニル口腔粘膜吸収剤から 30 分空ける，オキシコドンの間隔は 1 時間空ける）

✚ クロナゼパム 0.5 mg を眠前投与開始

➡発作痛は朝覚醒時に生じるため，発作痛への対応として開始

➡**発作痛のピークは NRS 5 〜 6 に軽減したため有効感あり**

🖉 アイコさんの場合

- 30 歳台，女性．子宮頸がん化学療法，放射線治療後，局所腫瘍の増大（**図 1a**）．両側水腎症（**図 1b**）による腎機能障害（尿管ステント留置）のため化学療法終了．PS 2.
- 経口オキシコドンのタイトレーションにて持続痛はマネジメントできたが，眠気と悪心が出現．水腎症による急速な腎機能障害の進行（Cr 5.5 mg/dL, eGFR 8.7 mL/分）によるものと判断された．そのため，オキシコドン徐放製剤からフェンタニル貼付剤へ変更され，眠気と悪心は消失した．以前より朝覚醒時の強い発作痛があり，緩和ケア

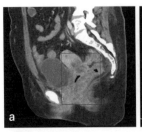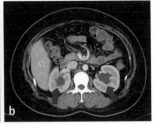

図1 骨盤 MRI

a:子宮頸部の腫瘤（周囲軟部組織も不整）を認める（枠内）.

b:両側腎盂尿管の拡張を認める（矢印）.

チームへ紹介された.

- その後，腎瘻を造設し腎機能は改善したものの，腎障害は残存（Cr 1.5 mg/dL，eGFR 34.0 mL/分）.

アセスメント

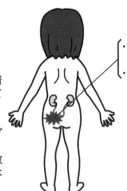

〈骨盤内腫瘍による腎機能障害〉

〈子宮頸がんの増大による両側水腎症〉

・尿管ステント留置後も腎機能の悪化を繰り返していた

・眠気と悪心が強くなり，オピオイドスイッチングで症状消失

・腎瘻造設にて腎機能は改善するが，腎機能障害は残存

・持続痛：オピオイドの増量で NRS 0

・発作痛：NRS 7（朝 1 回）

【左臀部の痛み】

- 持続痛：NRS 0 〜 1，鈍痛
- 発作痛：NRS 7，1 日 1 回．朝覚醒時に発生し，5 分以内に NRS 7 のピークに達する

- 発作痛に対するレスキュー薬の使用状況：オキシコドン速放製剤1回45 mg を1時間ごとに2回使用した1時間後に，自制内の NRS 2 以下となる（発作痛が治まるまで2時間）．痛みが治まった後は不快な眠気が襲ってくる
→ 子宮頸部の腫瘍浸潤による内臓痛（＋隣接する腰仙骨神経叢浸潤による神経障害性疼痛）．発作痛のマネジメントが必要．腎機能障害にも留意する必要がある

✉ メッセージ **1**　**"すぐ効いて効き目の短い"レスキュー，これぞ突出痛治療薬！**

　レスキュー薬は，投与経路や剤形によって効果の発現時間が異なります（**表1**）．経口の速放製剤は，患者によっては効いてくるまでに1時間以上かかることがあります．それでも患者が満足であればよいのですが，その間痛みを我慢している場合には，より即効性のあるフェンタニル口腔粘膜吸収剤を導入することでより質の高い治療が実現します．

　アイコさんの場合は，発作痛に対して速放製剤を使用しても2時間も痛い時間を過ごしており，痛みが治まった後は速放製剤の効果が持続し不快な眠気が生じていました．そこでフェンタニル口腔粘膜吸収剤を導入したところ，30分以

表1　**レスキュー薬の効果判定時間**

薬　剤		最大血中濃度時間	効果持続時間
モルヒネ	モルヒネ錠	約 50 〜 80 分	4 〜 6 時間
	オプソ®内服液		
ヒドロモルフォン	ナルラピド®錠	30 〜 60 分	4 〜 6 時間
オキシコドン	オキノーム®錠	約 90 分	4 〜 6 時間
フェンタニル	イーフェン®バッカル錠	35 〜 40 分	2 時間ないしそれ以上
	アブストラル®舌下錠	30 〜 60 分	

強オピオイドの速放性，即効性製剤の最大血中濃度時間（平均）と効果持続時間（目安）．最大血中濃度時間は，実際の「鎮痛効果が最大となる時間」とは異なるが，目安にはなる（各薬剤のインタビューフォームの平均値を記載）．
[余宮きのみ：がん疼痛緩和の薬がわかる本，第3版，医学書院，東京，p.93，2019 より引用]

内に痛みが楽になり，その後の眠気も回避できました．このようにフェンタニル口腔粘膜吸収剤は，"より即効性，より短い作用時間が求められる場合"に最適なレスキュー薬です（表2）．

　大切なのは，"患者が即効性を必要としていることをきちんとキャッチ"することです．そのためには，レスキュー薬を使用しているすべての患者に，下記のような質問をする必要があります．なぜなら，患者のほうから「効いてくるまで遅いのでもっと早く効くレスキューを処方してください」などと訴えてくることはほとんどないからです．

【質問例1：レスキュー薬の効果発現時間についての質問】

 レスキュー薬は，どれくらいの時間で効いてきますか？

➡ 30分以上要する場合には… もう少し早く効いたほうがいいですか？

【質問例2：レスキュー薬の満足度についての質問】

 レスキュー薬で，「効いてくるのが遅いな」とか「眠気が強いな」とか，お困りのことはないですか？

表2　フェンタニル口腔粘膜吸収剤の特徴と適応例

特　徴	適　応	適応例
1.　即効性，持続時間が短い	・速放製剤では効果発現まで苦痛 ・短時間で痛みがピークに達する突出痛 ・速放製剤では持ち越しによる眠気が生じ，生活に支障をきたす	・誘因なく生じる突出痛（発作痛） ・処置による痛み
2.　口腔粘膜から吸収される	・経口投与が困難	・内服困難 ・嚥下障害 ・腸閉塞 ・内服困難，嚥下障害，腸閉塞が今後予測される
3.　フェンタニルである	・腎機能障害によりモルヒネ，ヒドロモルフォン，オキシコドンが使用しにくい ・便秘や腸蠕動の抑制を避けたい	・腎機能障害による症状が問題となる ・便秘が問題となる

［余宮きのみ：突出痛の新規治療―フェンタニル粘膜吸収剤に焦点を当てて．癌と化療44：289-293,2017 より一部改変し転載］

メッセージ 2　　高度の腎機能障害にはフェンタニル

　がん患者では，腹腔内，骨盤内腫瘍の進行による尿路閉塞や腎血管系の圧迫，あるいは腎毒性抗がん薬の使用などで腎機能が急速に悪化することはまれではありません．アイコさんの場合も，尿管圧迫による水腎症に対して尿管ステントを挿入しましたが，ステントの閉塞を繰り返すなど腎機能が不安定でした．その後，膀胱浸潤から腎不全をきたし腎瘻造設にいたりました．このような腎機能の急激な悪化のもと，モルヒネ，ヒドロモルフォン，オキシコドンでは未変化体または活性代謝物の蓄積により，眠気，せん妄，悪心，ミオクローヌスなどを招くことがあります．

　腎機能が不安定ながん患者にも安心して使用できるオピオイドといえば，未変化体や活性代謝物が少ないフェンタニルとタペンタドールです（表 3）．このう

表3　腎機能低下時のオピオイド使用に関する薬物動態と推奨

	代謝物	代謝物の活性	尿中の未変化体（腎排泄）（活性がある）	腎障害下での使用（推奨）
モルヒネ	M-6-G[*1]（15%）	活性あり	8～10%	×	・減量を念頭において観察 ・腎機能が悪化傾向なら，他のオピオイドへの変更を検討する
	M-3-G[*2]	有意な活性なし		
ヒドロモルフォン	H-3-G[*3]	有意な活性なし	7%	△～○	・注意して使用 ・必要に応じて減量する
オキシコドン	オキシモルフォン（1%未満）	あるが微量で，またグルクロン酸抱合により不活化される	6～19%		
	ノルオキシコドン	なし			
フェンタニル	ノルフェンタニル	なし	10%	○	・安全と考えられるが，必要に応じて減量する
タペンタドール	T-O-G[*4]	なし	3%		

*1 モルヒネ-6-グルクロニド，*2 モルヒネ-3-グルクロニド，
*3 ヒドロモルフォン-3-グルクロニド，*4 タペンタドール-O-グルクロニド

[余宮きのみ：ここが知りたかった緩和ケア，改訂第2版，南江堂，東京，p.48，2019 より改変し転載]

ちレスキュー薬として使用できるのは，フェンタニル口腔粘膜吸収剤です（表2）.

使用方法が煩雑などと敬遠される向きもあるフェンタニル口腔粘膜吸収剤ですが，"慣れ"の問題で，その有用性を実感できれば煩雑と感じることもありません．むしろ，選択肢が広がることで，"本当に個々の患者の病態に合ったレスキュー薬"の選択が可能になります．いざというときのためにも使いこなせるようになっておきたいものです.

 メッセージ 3　どんなときも基本はタイトレーション！

すべてのオピオイドに共通することですが，鎮痛効果を引き出すには，満足を得る投与量まで十分タイトレーションする必要があります．**フェンタニル口腔粘膜吸収剤**では，30分後に痛みと眠気を評価し，眠気が許容でき，鎮痛が不十分であれば追加投与を行う，あるいは次回の突出痛から1回投与量を次の段階へ増量します.

至適投与量が決定した後は，前回投与から"4時間以上を空けること"と"1日4回まで"という制限があります．**1日4回ではマネジメントできないようになってきたら，持続痛の再増悪，または突出痛の再増悪のサインです．至適投与量が決定した後も，持続痛および突出痛のマネジメントを継続し，必要に応じてフェンタニル口腔粘膜吸収剤のタイトレーションを再び行いましょう.**

 メッセージ 4　忘れないで！　もう1つのレスキュー薬を用意する

フェンタニル口腔粘膜吸収剤は，50 μg または100 μg からタイトレーションを開始することになっています．初期投与量が用量不足の場合には，追加投与したとしても効果が得られません．そのため，速放製剤などほかのレスキュー薬（通常は，今まで使用していたレスキュー薬）も使えるようにしておく必要があります．そしていったん，**至適投与量が決まった後も，病状が進行し痛みが増悪した場合に備えて，ほかのレスキュー薬を準備しておく必要があります.**

8. 予防的レスキューに
——フェンタニル口腔粘膜吸収剤という選択

（訪問看護師からの報告書）
決まった時刻に看護師が訪問することができないため，患者宅に到着直後にレスキュー薬を内服していただき，数十分後に陰部洗浄を行っています．オキシコドン速放製剤 2.5 mg では痛みが強いため，指示通り毎日 5 mg → 7.5 mg → 10 mg まで増やしたところ，10 mg で痛みなく処置が行えるようになりました．ところが，処置後眠気が強く生活面でも不安があるとのことです．

（外来診察時）：レスキューを予防的に飲むと，看護師が帰った後の眠気がすごい．家で 1 人なので，転んだら危ないので動かないようにしています．

現処方

- オキシコドン徐放製剤 30 mg/日，分 2（12 時間おき）
- レスキュー薬：オキシコドン速放製剤 2.5 mg/回（処置前は，2.5 ～ 10 mg の範囲で調整可）
- セレコキシブ 400 mg/日，分 2，PPI 併用
- アセトアミノフェン 2,400 mg/日，分 3
- プレガバリン 150 mg/日，分 2
- ノルトリプチリン 10 mg/日，分 1
- 緩下薬

処置時の強い痛み（外陰がんによる自壊部の痛み）

➡有効なレスキュー薬の投与量では持ち越しの眠気が強い

これで解決！ 次の一手

✛ **レスキュー薬としてフェンタニル口腔粘膜吸収剤を導入**

> **処方例**
> ①処置前のレスキュー薬：フェンタニル口腔粘膜吸収剤 50 μg/回
> ②その他のレスキュー薬：オキシコドン速放製剤 2.5 mg/回

➡看護師が訪問直後にフェンタニル口腔粘膜吸収剤を使用したところ，痛みなく処置ができ，持ち越しの眠気もなくなった

ノブコさんの場合

- 70歳台，女性．外陰がん，両鼠径リンパ節転移．放射線治療後，外陰がんの残存腫瘍の進行．PS 0 ～ 1．eGFR 70.0 mL/分．
- 外陰部：全体に硬結，発赤腫大，潰瘍形成，白苔付着．
- 両鼠径リンパ節転移への放射線治療後，閉鎖神経領域の神経障害性の痛みは，プレガバリン 150 mg/日，分2，ノルトリプチリン 10 mg/日，分1にて自制内にマネジメントされている．

アセスメント

- 痛みの部位：外陰部
- 持続痛：NRS 1 ～ 2，チリチリ
- 突出痛：しみる，ヒリヒリ
  ①排尿時，歩行時などの陰部への刺激や摩擦：NRS 4（下着の工夫などセルフマネジメントで対応可能）

②陰部洗浄時（1日1回）：NRS 7

● これまで，NSAIDs，アセトアミノフェン，オピオイドにより持続痛はマネジメントされ，また突出痛も軽減されているが，<u>陰部洗浄時の予防的レスキュー（速放製剤）により強い眠気が生じ，生活に支障をきたしている</u>

● 息子と 2 人暮らしで，日中は家で 1 人で過ごしている

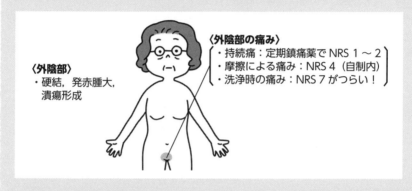

〈外陰部〉
・硬結，発赤腫大，潰瘍形成

〈外陰部の痛み〉
・持続痛：定期鎮痛薬で NRS 1 ～ 2
・摩擦による痛み：NRS 4（自制内）
・洗浄時の痛み：NRS 7 がつらい！

➡ <u>自壊した陰部を洗浄する際の痛みが問題となっている．経口速放製剤を効かせようとすると，効いてくるまで時間を要し高用量必要とするので，処置後に強い"持ち越しの眠気"が生じている．処置時の予防的レスキューの工夫が必要</u>

メッセージ 1　数十分の突出痛にはフェンタニル口腔粘膜吸収剤を

　ノブコさんの場合，20 ～ 30 分の強い痛みを誘発する処置に対して，鎮痛効果を十分得るために速放製剤を高用量投与したところ，その後眠気を引きずり QOL が低下してしまいました．フェンタニル口腔粘膜吸収剤であれば，**即効性かつ短時間で効果を発揮するため**（p.95 I-C-7 の表 1 参照），**低用量で眠気を持ち越さずに十分な効果を得る**ことができます．このように，短時間で必要十分な鎮痛を得たいときに，フェンタニル口腔粘膜吸収剤を使いこなせるとよいでしょう（p.96 I-C-7 の表 2 参照）．

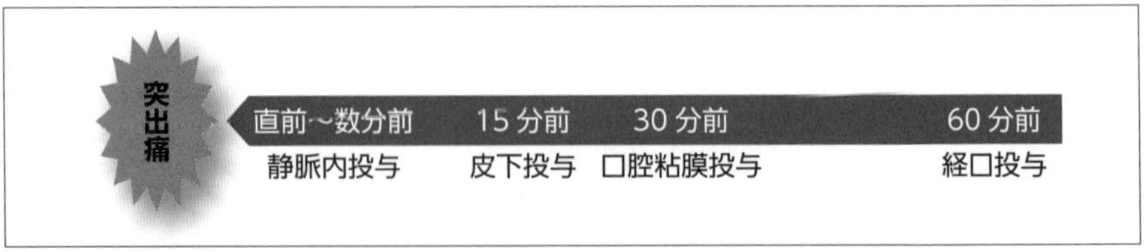

	直前〜数分前	15分前	30分前		60分前
	静脈内投与	皮下投与	口腔粘膜投与		経口投与

図1 投与経路ごとの予防投与の時間（目安）

患者個々に血中動態にはバラツキがあるので，適切な投与時間は患者によって異なる．十分な予防効果が得られるように，投与時間も個々の患者ごとに調整する．

[余宮きのみ：ここが知りたかった緩和ケア，改訂第2版，南江堂，東京，p.62，2019より引用]

メッセージ 2　予防的レスキューとして使用できるか？

　処置や食事，入浴など痛みを誘発するさまざまな状況で，レスキュー薬が予防的に使用されます．速放製剤も注射剤も予防的に使用されていることから考えると，薬物動態的に速放製剤と注射剤の中間的な特徴をもつフェンタニル口腔粘膜吸収剤も，同様に予防的に使用できると考えています（**図1**）．ノブコさんの場合のように，**速放製剤では不利益が生じる場合や，速放製剤では対応できない突出痛のよい選択肢**となります．

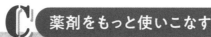
9. 内服困難でも使える フェンタニル口腔粘膜吸収剤

（外来診察時）：痛みが右のお腹だけでなく，左のほうまで広がってきました．家事はレスキューを使ってやっています．レスキューは効くけど，少し水分を飲むだけでも吐き気がして，水も薬も吐いてしまうことがあります．子供が小さいので，入院はできません．

 現処方

・フェンタニル貼付剤 0.6 mg/日（フェンタニルテープ 2 mg）（経口オキシコドン 40 mg/日相当）
・レスキュー薬：オキシコドン速放製剤 2.5 mg/回➡ほぼ定期的に 1 日 4 回使用していた

PROBLEM LIST

肝転移による内臓痛（持続痛）

➡通過障害により経口投与困難

これで解決！ 次の一手

✚ フェンタニル貼付剤のタイトレーション

➡フェンタニル貼付剤を 4 日ごとに，0.9 mg/日（フェンタニルテープ 3 mg），1.2 mg/日（フェンタニルテープ 4 mg）と自己調整で増量可能とする

- 外来にて，フェンタニル口腔粘膜吸収剤 50 μg 投与
  - ➡ 12 分後には，右季肋部痛は NRS 5 から 0，しかし 30 分後も左季肋部痛は NRS 5 のままのため，本人の希望もあり 50 μg 追加投与
  - ➡ 30 分後 NRS 0 ～ 1，眠気なし
  - ➡ フェンタニル口腔粘膜吸収剤の至適量は 100 μg/ 回とする
- レスキューが 4 時間以内，1 日 4 回以上になる際には，モルヒネ坐剤 5 mg/回（1 時間おき）を追加

【1 週間後の外来】

➡ 自己調整でフェンタニル貼付剤 1.2 mg/日まで増量し，**持続痛は NRS 0 ～ 1 となり，家事も痛みなくできるようになった**

➡ 夜になると NRS 3 ～ 4 になることが多く，**フェンタニル口腔粘膜吸収剤 100 μg を使用し，30 分後に NRS 0 ～ 1 となり満足が得られている**

カスミさんの場合

- 40 歳台，女性．膵頭部がん，肝転移（**図 1**），化学療法中．PS 2．eGFR 90.0 mL/分．糖尿病．
- 2 ヵ月前に右側腹部痛で発症し，上記診断．オキシコドンを導入し鎮痛された．しかし飲食で腹痛が生じ，数十分後に嘔吐することもあるためフェンタニル貼付剤に変更し，外来通院にて化学療法を行っている．

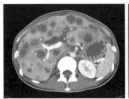 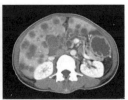

図 1 造影 CT
フェンタニル口腔粘膜吸収剤を導入 2 週間後．膵がん，多発肝転移，十二指腸閉塞，胆道系拡張を認める．

🖊 アセスメント

- 持続痛：NRS 5．差し込むような痛み
- オキシコドン速放製剤 2.5 mg を服用すると，NRS 3 に軽減し 5 時間もつ
- 目標：NRS 1
- 飲食により悪心・嘔吐が誘発されるため，レスキュー薬の内服は不安定

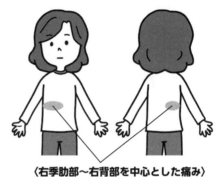

〈外来で化学療法中〉

・十二指腸の通過障害により
飲食，服薬後の悪心・嘔吐

〈右季肋部〜右背部を中心とした痛み〉

➡ 持続痛に対するオピオイドのタイトレーションが必要だが，内服困難．
外来で内服以外の投与経路での調整が必要

✉ メッセージ 1　　フェンタニル口腔粘膜吸収剤が有用なのは，突出痛にだけ？

　持続痛がまだ十分マネジメントされておらず，内服困難というだけでフェンタニル口腔粘膜吸収剤を使用するのは，例外的な適応といえます．しかし，食道がん，胃がん，膵頭部がん，腸閉塞など，**消化管の通過障害がある外来患者**の場合，定期鎮痛薬は通常フェンタニル貼付剤が使われますが，レスキュー薬の選択肢も限られています．**フェンタニル口腔粘膜吸収剤，訪問診療による持続注射，モルヒネ坐剤の3つ**です．このうち，口腔内に置くだけで使用できるフェンタニル口腔粘膜吸収剤は，圧倒的に簡便性に優れています．日ごろからフェンタニル口腔粘膜吸収剤の使用に慣れておけば，まだ持続痛のマネジメントの最中であって

も，**上手にフェンタニル口腔粘膜吸収剤を患者の利益に生かす**ことができます．

　特にカスミさんのように，外来通院，家事もしているなど，ある程度セルフケア能力が保たれている患者には最適といってもよいでしょう．

 メッセージ 2 **痛みの増悪を想定し，確実に使用できる**
レスキュー薬の準備を

　カスミさんのように，持続痛が今後も急速に増強することが予測される場合，3〜4日ごとに増量していくフェンタニル貼付剤では鎮痛が迅速に得られない可能性があります．少なくとも痛みが急速に悪化したときに使用可能（この場合は，内服不要）で有効なレスキュー薬の設定が必要です．

むずかしい痛みも もっと対応できる

D 1. 骨転移の体動時痛は こうマネジメントする

> 痛いけど，このままだと寝たきりになってしまうので，歯を食いしばって
> トイレのときだけは歩いて行ってます．レスキューしても，動けば痛いし
> 眠くなるだけです．

現処方

- ・1週間前に放射線照射が終了
- ・セレコキシブ 400 mg/日，分 2，PPI 併用
- ・アセトアミノフェン 3,000 mg/日，分 3
- ・オキシコドン持続注射 72 mg/日，レスキュー：1 時間量（15 分おきに使用可）
  （96 mg/日まで増量したところ，眠気が強くなり，72 mg/日に戻した経緯あり）
- ・プレガバリン 300 mg/日，分 2
- ・デノスマブ 120 mg/回，月 1 回
- ※放射線照射 5 回目までベタメタゾン 4 mg/日，分 1 が併用され，その後 2 週間かけて
  減量終了

PROBLEM LIST

第 6 頸椎硬膜外腫瘍（脊髄圧迫）による神経障害性疼痛（放射線治療終了直後）

これで解決！ 次の一手

✚ リスクの説明と治療目標の共有

➡ "放射線治療により 1 ヵ月程度で鎮痛が得られること" "2 ～ 3 ヵ月程度は，
痛みの強くなる動作により麻痺のリスクがあること" を説明

→ "鎮痛薬はあくまでも安静時痛を和らげるためのものであること" "痛くなる動作を避けるような生活方法の必要性" を共有する

＋ 安静時痛に対する疼痛治療

→ 持続注射を開始：ケタミン 38 mg/日＋ミダゾラム 5 mg/日
　（ケタミン 8 mL ＋ミダゾラム 2 mL, 0.2 mL/時）

→ **数時間後，持続痛は NRS 1 に軽減，頭部挙上 40 度まで可能となる**

→ クロナゼパム 0.5 mg/日，眠前を追加

→ **明け方の発作痛は，NRS 6 程度に軽減**

→ 痛みの軽減とともに眠気が出現したため，オキシコドン持続注射を 58 mg/日（80%）に減量

＋ 動作時痛に対するリハビリテーション

→ 装具の導入と安静度：より強固なオルソカラーとし，痛みの出ない範囲での安静度とする．夜間は従来から使っているソフトカラーとし，圧迫感の軽減を図る

→ 良肢位保持：枕により頸部屈曲による痛みの増悪がみられるため，高さを調整しやすいバスタオルで枕の高さを調整する（**図 1**）

→ その他の生活指導：

・食事：頭部挙上 40 度程度でも食事摂取できるような食形態（おにぎり，フォークやスプーンで摂取できる形態）に変更する

・排泄：排尿は床上尿器とし，排便はグリセリン浣腸のうえ，リクライニング式車いすでトイレに移動し，短時間で排便が得られるよう介助する

・理学療法士による廃用症候群の予防と動作指導，環境調整

→ **放射線治療終了 1 ヵ月後より，徐々に座位（背もたれあり）で痛みが出なくなり，1 ヵ月半後には，痛みなく端座位，立位も可能になり，ADL は自立の状態で 2 ヵ月後退院となる（このころの MRI では，脊髄圧迫の軽減が確認された）**

> **【退院時の鎮痛薬】**
> 　ケタミンを中止したところ，しびれが再燃したため，メサドン 15 mg/日，分 3 を開始．翌日より痛みは NRS 1 に軽減したため，オキシコドン注は終了とした．レスキュー薬をフェンタニルバッカル錠とすることで，明け方の発作痛や動作時痛に対応した

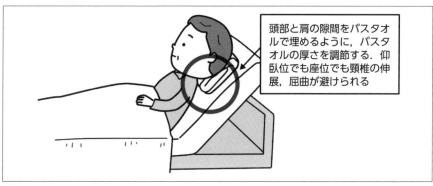

頭部と肩の隙間をバスタオルで埋めるように、バスタオルの厚さを調節する。仰臥位でも座位でも頸椎の伸展、屈曲が避けられる

図1　頸椎〜上部胸椎転移による痛みのある患者の枕

頸椎〜上部胸椎転移では、枕の高さが痛みに影響する。枕が低すぎると頸部伸展による痛み、枕が高すぎると頸部屈曲による痛みにつながる。枕ではなく、バスタオルで高さを調整し、痛みが出現しないようにする。

【その後の経過】

　メサドンを使用しながら外来で化学療法（二次治療）を行う。退院から5ヵ月後、病状進行による衰弱とともに脊髄圧迫による下肢麻痺が徐々に進行し、退院から6ヵ月後に肺転移による呼吸不全にて永眠

ケンジロウさんの場合

- 50歳台、男性。肺腺がん、多発性肺転移、胸膜浸潤。ほかにも無症状の脊椎転移が3ヵ所あり、肝転移、肺気腫。
- 化学療法中（一次治療にて Progressive Disease）、PS 1（痛みがなければ0）。血液検査上、CRP 1.4 mg/dL、Alb 3.2 g/dL 以外の異常値はなし。
- 1ヵ月前から後頸部痛、右上肢の痛みとしびれが出現したが仕事に行っていた。1週間後、痛みが急速に増悪し、オキシコドン速放製剤 2.5 mg を1日20回服用しても若干の効果しかなく、夜も眠れない状態になった。
- 脊椎 MRI（**図2**）を撮影したところ、多発性脊椎転移がみつかり、整形外科へコンサルトされる。
- 第6頸椎（C6）転移による痛みに対して、頸椎ソフトカラーの処方

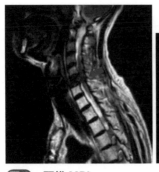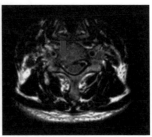

図2 頸椎 MRI

C6 転移，圧迫骨折，硬膜外腫瘍．背景に頸部脊柱管狭窄も
みられる（矢印）．

を受けるとともに，入院のうえ，連日の放射線照射（3 Gy × 10 回
の予定）が開始された．右肺尖部がんへの照射範囲（半年前）との重
なりによる脊髄症（しびれの増悪と麻痺）のリスクに対する同意を
得て開始．

- オキシコドン持続注射が導入され痛みに対応していたが，痛みと眠
気に難渋するため，緩和ケアチームに紹介された．放射線治療は 1
週間前に終了している．

🗑 アセスメント

【痛み】
- 部位：右上肢の橈側～第 I，II 指．C6 のデルマトーム領域
- 持続痛（仰臥位・安静）：NRS 5，重い，ズーン．目標 NRS 1
- 突出痛（体動時痛）：頭部挙上 18 度で NRS 10，ビリビリ
  突出痛（発作痛）：明け方，NRS 9
- 神経症状：アロディニアなし，感覚鈍麻なし，右手関節の背屈は徒手筋
  力テスト（MMT）4/5 に軽度低下
- 生活への影響：痛みのため食事動作と排泄動作が困難（食事は側臥位で
  摂取し，痛みに耐えながら自力でトイレ歩行をしている）

【便秘】

● 定期的に便秘治療薬を使用し，3日に1回浣腸で排便

【予後予測】

● 月単位以上は見込めるが，病勢は強く一次化学療法には抵抗性，6ヵ月以上の予後の期待は小さい（実際には9ヵ月後に逝去）

【脊椎 MRI】

● C6 の圧迫骨折と硬膜外腫瘍

➡ SINS 11 点．不安定性による痛みがある

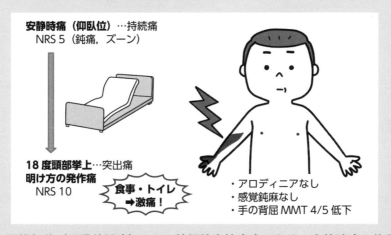

安静時痛（仰臥位）…持続痛
NRS 5（鈍痛，ズーン）

18 度頭部挙上…突出痛
明け方の発作痛
NRS 10

食事・トイレ
➡激痛！

・アロディニアなし
・感覚鈍麻なし
・手の背屈 MMT 4/5 低下

➡ 頸椎転移（硬膜外腫瘍）による神経障害性疼痛であり，安静時痛と体動時痛（不安定性）への対応が必要

✉ **メッセージ 1**　　**骨転移痛の緩和ケアにおける3つのポイント（図3）**

　骨転移痛の緩和ケアの第一のポイントは，痛みのパターンとリスクを評価することです．

　まず，**持続痛（安静時痛）と突出痛（体動時痛，発作痛）を区別して評価**します．なぜなら，持続痛か突出痛か，あるいは安静時痛か体動時痛かによって治療方針が大きく異なるからです．

　また，骨転移痛がほかのがん疼痛と異なる点は，骨折や麻痺のリスクを考える

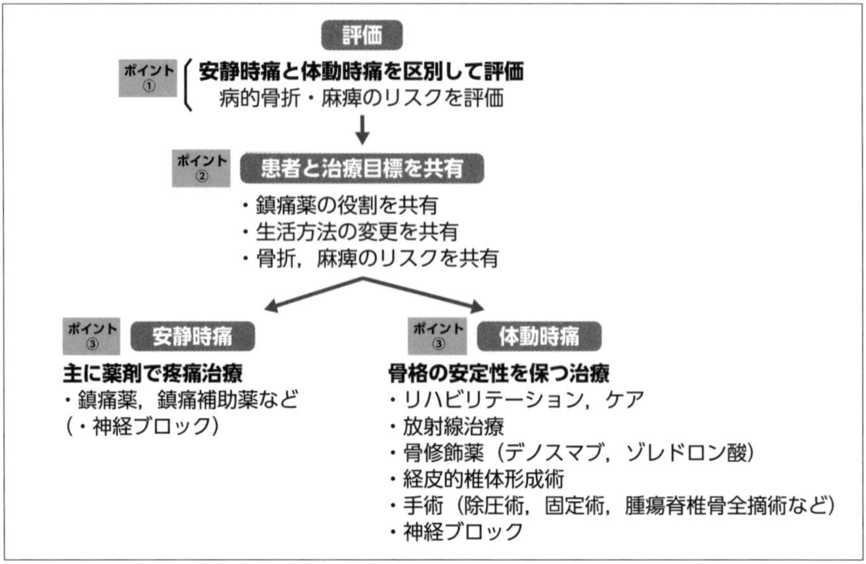

評価

ポイント① **安静時痛と体動時痛を区別して評価**
病的骨折・麻痺のリスクを評価

↓

ポイント② **患者と治療目標を共有**
・鎮痛薬の役割を共有
・生活方法の変更を共有
・骨折，麻痺のリスクを共有

ポイント③ **安静時痛**
主に薬剤で疼痛治療
・鎮痛薬，鎮痛補助薬など
（・神経ブロック）

ポイント③ **体動時痛**
骨格の安定性を保つ治療
・リハビリテーション，ケア
・放射線治療
・骨修飾薬（デノスマブ，ゾレドロン酸）
・経皮的椎体形成術
・手術（除圧術，固定術，腫瘍脊椎骨全摘術など）
・神経ブロック

図3 骨転移痛の緩和ケアにおける3つのポイント

必要がある点です．**長管骨では病的骨折**（p.124 I-D-3参照），**脊椎骨では不安定性を評価**（本項メッセージ4参照）したうえで，動作方法やADL，安静度を検討する必要があります．痛みを誘発する動作・姿勢は，病的骨折や麻痺につながる可能性があるので，避けるのが基本となります．大まかにいうと，長管骨では痛み，脊椎骨では痛みと神経症状が急速に増悪するようであれば，リスクが高まっている可能性を考えて対応しましょう．

2つ目のポイントは，**患者と治療目標を共有**することです（本項メッセージ2参照）．

3つ目には，**持続痛では主に薬剤による鎮痛，体動時痛には骨格の安定性を保つ集学的な治療**を行うことです（本項メッセージ3参照）．

メッセージ 2　患者と治療目標を共有する

患者と目標を共有せずに，骨転移痛の緩和ケアを進めてもうまくいきません．目標を共有する際には，以下について説明します（**図3**）．

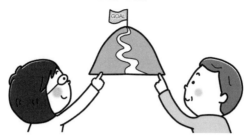

〈目標の共有〉

①鎮痛薬の役割は，基本的に安静時痛の鎮痛である
②体動時痛は，痛みを誘発する動作を避ける生活方法を取り入れることで対処する

さらに必要があれば，

③骨折や麻痺のリスクがある

　もし，医療者の目標が，骨転移の状況や病状などから"安静時痛は鎮痛薬でとり，体動時痛はコルセットと車いすを使った移動で対応"と考えていても，患者は"鎮痛薬で痛みを早くとって，以前のように装具もなく歩けるようになること"を目標としていたとしたら…．いつまでたっても，患者の満足は得られないどころか，大きな不安や不信感を招くことになります．

　もちろん，目標設定がむずかしいこともありますが，少なくとも"骨転移の場合には転移部の安静が，鎮痛と骨折予防につながること""治療とともに少しずつ体動の範囲を広げていけること"の2点を患者と共有します．そのうえで不動による廃用症候群への対策として，痛みを起こさずにできる筋力トレーニング法などを指導します．そして補助具などを適切に使用して，痛みのない範囲でADLの拡大を図っていくようにします．動けないことでストレスが高まる場合には，粘り強く信頼関係を育んでいきます．

✉ メッセージ 3 　安静時痛か体動時痛かで対応が変わってくる

　安静時痛は，オピオイドを中心とした鎮痛薬でマネジメントできることがほとんどです．もちろん，ケンジロウさんのように，安静時痛に神経障害性疼痛が混

在していたり，オピオイドをこれ以上増量すると眠気ばかり強くなる場合には，**メサドン**（p.119 I-D-2 参照）や**鎮痛補助薬**を使用します．骨転移痛のマネジメントはむずかしいといわれますが，安静時痛は，鎮痛薬を駆使すれば多くの場合で鎮痛が得られます．まずは鎮痛薬を調整し，安静時痛を迅速にとりましょう．

　一方，**体動時痛や荷重時痛に対しては，薬剤よりも骨格の安定性を意識した対応**を考えます．なぜなら，骨転移の体動時痛は，病的骨折や麻痺のリスクをあらわしていることがあるからです．特に注意が必要なのは，安静時痛がなく，体動時痛のみの場合，体動時痛に対して**オピオイドのような眠気を惹起する鎮痛薬を漫然と増量すると，眠気のためセルフケア能力を低下させてしまう**ことです．痛みを避ける動作ができなくなり，かえって体動時痛が増強することがあります（p.8 I-A-2 参照）．また，眠気のためにつまずいたり，転倒するようなことがあれば，骨折や麻痺につながる可能性さえあります．

メッセージ 4　脊椎の不安定性——骨折・麻痺のリスクを評価する

　脊椎転移では病的骨折だけではなく，麻痺のリスク評価が重要となります．そのために脊椎の安定性の評価が必要です．脊椎骨転移の不安定性を評価する方法として，最近では SINS（表1）が用いられています*．7点以上の場合には，病的骨折，麻痺のリスクが高いので，手術，放射線治療を含めて治療方針を検討します．麻痺が進行してしまうと，手術や放射線治療を行っても麻痺の改善はむずかしいので，早めに治療を検討します．

　ただ，脊椎の手術（施設によっては放射線治療）が医療資源として得られにくい，または病勢が強く全身状態が不良の場合には適応はむずかしいでしょう．一方，リハビリテーションは，即効性があり，有害事象が最小なうえに"いつでもどこでも"行えます（本項メッセージ5参照）．

*長管骨では Mirels の病的骨折予測評価が用いられます（p.128 I-D-3 の表1参照）．

メッセージ 5　リハビリテーションで ADL を最大限に上げる（図4）

　体動時痛の一番の鎮痛法は"動かないこと"，つまり骨格を安定させることで

表1 Spinal Instability Neoplastic Score（SINS）

6点以下：安定性あり　7〜12点：中等度　13点以上：不安定性あり

転移部位		椎体	
移行部（後頭骨 -C2，C7-Th2，Th11-L1，L5-S1）	3	脱臼や亜脱臼	4
脊椎可動部（C3-C6，L2-L4）	2	後彎や側彎	2
ある程度強固な部位（Th3-Th10）	1	正常	0
強固な部位（S2-S5）	0	**椎体破壊**	
疼痛（動作時，負荷時）		50%以上の破壊	3
あり	3	50%以下の破壊	2
時にあり	1	破壊なし（50%以上の浸潤）	1
なし	0	いずれもなし	0
腫瘍の性状		**脊椎後外側の障害**	
溶骨性変化	2	両側性	3
混合性変化	1	片側性	1
造骨性変化	0	なし	0

SINS による評価法は，脊椎転移におけるものである．

[Fisher CG et al：A nobel classification system for spinal instability in neoplastic disease：an evidence-based approach and expert consensus from the Spine Oncology Study Group. Spine 35：E1221-1229, 2010 より著者作成]

す．しかし，それでは何もできないので，いかにして"動いても痛くない"，つまり骨格の安定性を保ちながら動けるようにするのか，それに答えるのがリハビリテーションです．

　まずは，**どの動作で痛みが生じるのかを同定する**ことから始めます．そして，すぐ対応すべきことは，"寝る，食べる，出す"という基本的な生活動作について，**痛みを誘発しない範囲で ADL を最大限に拡大する**ことです．寝るためには**臥位で2つ以上の安楽な体位**（p.21 I-A-3のメッセージ4参照）を探します．そして，**食事時の安楽な姿勢**，補助具，**痛みの出ない排泄またはトイレ動作の方法**を検討します．

メッセージ 6　安静度の考え方

　ケンジロウさんのように，痛みはあるが麻痺がない場合には，入院下で安静度を管理しながら，**放射線治療とリハビリテーション**を行うことで，除痛を得て脊髄麻痺を回避し，外来通院を可能にできることはよく経験されます．放射線治療

痛みを誘発する動作・姿勢を同定する

↓

・痛みの生じない動作・姿勢を指導する*
・装具，補助具**を選定する
・環境調整を行う

↓

廃用症候群への対応を行う

図4 **骨転移に対するリハビリテーション**

*痛みの原因部位において，痛みを誘発する荷重，捻転，
回旋，前屈，後屈を避ける．また一般に，重いものを
もつことは，どの部位の骨転移でも痛みを誘発しやす
いので，避けるよう指導する．
**脊椎固定帯（カラー，コルセット），電動ベッド，手
すり，歩行器，クッションなど．

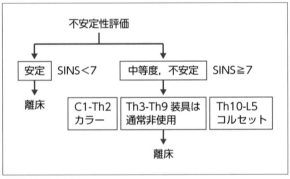

図5 **安静度：麻痺を認めない脊椎転移―骨関連事象**

骨関連事象：痛み，脊髄圧迫，病的骨折など．

［中田英二他：早期診断・早期治療による脊椎転移の麻痺予防と保存
的治療．脊椎転移パーフェクト診療，高木辰哉（編），南江堂，東京，
p.111，2020 より改変し転載］

後，どれくらいの期間安静にしたらよいのか，ということも含めて安静度につい
ては確立した方針はありません．麻痺がない場合の安静度は，おおむね**図5**を
参考にするとよいかと思います．

骨転移痛の緩和について述べてきましたが，最後に，骨転移全体の治療方針の概略について示します．骨転移では，迅速な安静時痛の鎮痛と同時に，骨折や麻痺のリスクを低減させるための手術や放射線治療，リハビリテーションを検討します（**図6**）．以前は予後の短さから手術適応とならなかったような症例でも，がん治療の進歩により，手術が適応される症例が出てきています．一方で，痛みだけの段階で骨転移が診断され，**早期からの骨修飾薬や放射線治療**が普及したことにより，手術が回避できる症例も増えていると考えられます．

脊椎転移に対する手術の適応は，①脊椎転移の状態（不安定性による痛みがある，転移が限局的），②全身状態（予後予測，病勢，化学療法の感受性など），③放射線治療の感受性（低い）が総合的に検討されます．

ケンジロウさんの場合，局所は①脊椎の不安定性による痛みが強く，麻痺を生じるリスクが高いと考えられ，手術も検討されますが，②原発巣，他転移巣のコントロールは不良で病勢も強く肺機能も不良なことから，手術適応とはされませんでした．麻痺は出現しましたが，呼吸不全のため体動困難になる時期と一致し

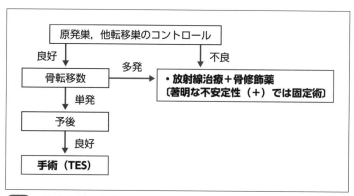

図6 治療方針：麻痺を認めない脊椎転移―骨関連事象

TES：腫瘍脊椎骨全摘術．適応には複数の因子を考慮．放射線抵抗性の甲状腺がん，腎がんなどが適応となりうるが，そのなかでも他病変がなく予後良好症例なので，適応は限定的．また手技の難易度が高く，一部の施設でしか行われておらず，実際には手術は固定術が中心となる．

［中田英二他：早期診断・早期治療による脊椎転移の麻痺予防と保存的治療．脊椎転移パーフェクト診療，高木辰哉（編），南江堂，東京，p.111，2020より改変し転載］

たことや，疼痛マネジメントが良好だったことから，よい経過をたどることができました．このような手順を踏んでいくと，手術適応となる症例の割合は少ないのですが，手術適応となりその後の経過がよい患者もいることから，整形外科的な見地からの助言が得られればよりよい治療の提供につながるでしょう．

2. 骨転移の体動時痛にメサドンを選ぶことも

とにかく自分の体が自由に動かせないのがつらい．座ってでもいいから家事ができるようになりたい．できれば立ちたい．

現処方

- ・オキシコドン持続注射 60 mg/日，レスキュー：1 時間量（15 分おきに使用可）
  - ➡入院 3 日間で 33% まで増量
- ・プレガバリン 225 mg/日，分 3
- ・デノスマブ 120 mg/回，月 1 回
- ・ナルデメジン 0.2 mg/日，分 1

PROBLEM LIST

#脊髄圧迫を伴う腰椎転移による神経障害性疼痛（放射線治療の適応のない L1-L5 の神経根症状）

 これで解決！ 次の一手

✚ 体動時痛に対する薬物療法

➡心電図，電解質異常，併用薬など問題がないことを確認のうえ，メサドン 15 mg/日，分 3 を開始

➡服用直後より座位・立位で痛み，しびれ感は NRS 0，トイレ歩行も NRS 0

➡翌日よりオキシコドン持続注射を 25% 減量，痛みの再燃なく 2 日後さらに 33% 減量，4 日目終了となり退院．T 字杖歩行にて ADL 自立

＋ 眠気に対して薬剤を変更：プレガバリン 225 mg/日，分 3 ➡ ミロガバリン 20 mg/日，分 2
➡ 眠気は消失

サキさんの場合

- 40 歳台，女性．乳がん，多発性骨転移，多発肝転移，腹部リンパ節転移，膵転移．化学療法中，PS 3（痛みがなければ 0）．eGFR 82.0 mL/分．
- 6 年前に乳がんと診断．手術，化学療法を施行している．
- 2 年前，第 1，2 腰椎（L1-L2）転移による病的骨折と脊柱管内への進展があり，痛みと感覚鈍麻が出現した．放射線照射（Th12-L2：30 Gy）により痛みは消失していた．
- 2 ヵ月前より，痛みが再燃．痛みのため寝たきりとなり，トイレには這って移動をしていた．放射線科へのコンサルトでは，再照射による下肢麻痺のリスクがあるため，再照射の適応はないと判断される．整形外科へのコンサルトでは，脊椎の圧潰がないため，鎮痛薬のみでの疼痛マネジメントが適応と判断される．
- 外来でオキシコドン徐放製剤 60 mg/日，プレガバリン 225 mg/日を使用していたが，痛みのマネジメント目的で入院となる．主治医により，オピオイドの持続注射によるタイトレーションが行われたが，痛みと眠気に難渋し緩和ケアチームに紹介された．

アセスメント

【痛み】
- 部位：両臀部・右下肢
- もっとも痛いのは右大腿前面
- 臥位・安静時の痛み：NRS 3，ビリビリ，ジンジン
- 体動時痛・姿勢による痛み：ビリビリ，ジンジン
  座位（背もたれあり）で 5 分以上経過すると NRS 10 になる．立位は

NRS 10．車いすへの移乗は NRS 5

● アロディニアと感覚鈍麻：右大腿前面＞右下腿前面

● 右下肢の筋力低下：近位筋は MMT 2，遠位筋は MMT 3

● 目標：育児中であり，座位で家事ができるようになりたい

● 生活への影響：痛みのため食事動作と排泄動作が困難であり，食事はほとんど摂取していない．トイレは痛みをこらえて車いす移動で行っている

【今までの薬剤の効果と副作用】

● 外来でプレガバリンが開始され有効感あり．入院でオキシコドンの増量により，座位が 1 ～ 2 分程度は可能となり，効果は感じているものの不快な眠気が強くなり増量には抵抗感がある

【脊椎 MRI】

● 主たる症状のある L2 には，神経症状を説明する明らかな変化は認めない（図 1）

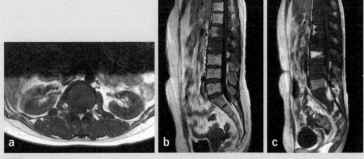

図1 MRI

a，b：放射線照射前（2 年前）．L1-L2 椎体，棘突起転移．同部で硬膜外腫瘍形成あり（枠内）．L1/L2 右椎間孔は腫瘍により閉塞している（矢印）．

c：今回．脊椎多発転移と放射線照射後の変化を認める．臨床症状がもっとも強い L2 レベルでは，症状を説明する明らかな変化は認めない（枠内）．

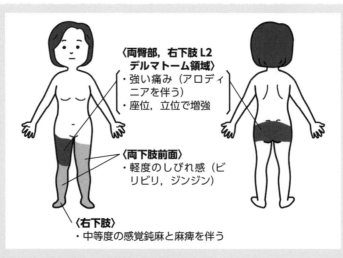

〈両臀部，右下肢L2
デルマトーム領域〉
・強い痛み（アロディ
ニアを伴う）
・座位，立位で増強

〈両下肢前面〉
・軽度のしびれ感（ビ
リビリ，ジンジン）

〈右下肢〉
・中等度の感覚鈍麻と麻痺を伴う

➡ 臨床的に腰椎転移による神経根症状（痛み，感覚鈍麻，麻痺）と考えられ
る．体動時痛と不快な眠気への対応が必要

メッセージ 1　　**骨転移の体動時痛の鎮痛薬は何を選ぶ？**

　サキさんのように，放射線治療や手術の適応がなく，不安定性もない場合の体動時痛に対しては，薬剤での積極的な疼痛治療が求められます（骨転移の緩和ケアの基本的な考え方については，p.107 I-D-1参照）．通常のオピオイドでは眠気ばかり目立ち鎮痛困難な場合の選択肢としては，①通常のオピオイド＋鎮痛補助薬，または②メサドン±鎮痛補助薬があります．もちろん，①の鎮痛補助薬が有効なことも多く経験されるので試してみるのはよいでしょう．

　加えて，サキさんのように**体動時痛が強く，内服に問題がなければ，メサドンを早期に導入するという選択肢**もあります．脊椎転移による硬膜外進展や脊椎転移による痛みは，難治性疼痛になる可能性が高い痛み（p.136 I-D-4の表2参照）です．早めにメサドンを導入することで，迅速，確実な鎮痛が得られることはよく経験されます．

　メサドンは最終手段というイメージがあるかもしれませんが，むしろ，**がん治療中など体力があり，鎮痛さえ得られればよい時間を過ごせる患者にもよい選択**

肢になります.

　患者の状況により使用しやすい薬剤，使用しにくい薬剤は異なります．緩和ケアにおいては使いこなせる薬剤は多ければ多いほど，個々の患者に最適な治療を行うことができます.

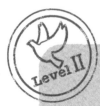

3. 下肢骨転移に リハビリテーション

3ヵ月前に放射線治療を受けたのですが，痛みは変わりませんでした．最近は，さらに痛みがひどくなって，鎮痛薬を増やしたら眠気が出てきました．せめて1人でトイレに行けるまで痛みがとれるとよいのですが．

現処方

・フェンタニル貼付剤 1.8 mg/日（フェンタニルテープ 6 mg）：1週間前に 1.5 mg/日から増量
・レスキュー薬：オキシコドン速放製剤 20 mg/回
・デノスマブ皮下注 120 mg/回，月1回

PROBLEM LIST

左大腿骨転移による荷重時痛

これで解決！ 次の一手

＋フェンタニル貼付剤を 1.5 mg/日（フェンタニルテープ 5 mg）に減量
　➡安静時痛はフェンタニル貼付剤 1.5 mg/日で消失していたため
＋免荷歩行を目的に理学療法士によるリハビリテーションを依頼
　➡平行棒で免荷歩行の訓練（図1）を行い，痛みなく歩行可能となる
　➡ピックアップ型歩行器（図1）で痛みなく歩行可能となり，帰宅
　➡その後2ヵ月間，ADLを保ちながら在宅療養

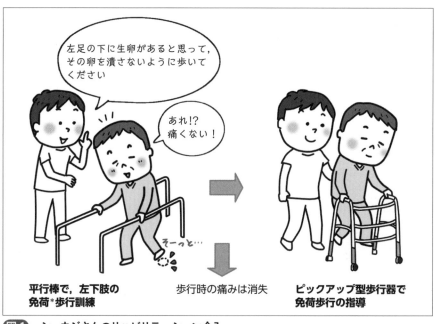

図1 ショウジさんのリハビリテーション介入

*体重をかけないこと.

ショウジさんの場合

- 60歳台，男性．肺腺がん，多発骨転移（放射線治療後）．PS 3.
- 肺がんに対して化学療法，放射線治療を行ってきたが，治療抵抗性のためがん治療は終了し，在宅療養中.
- 3ヵ月前に，左大腿骨転移による痛みが強くなり，放射線治療（30 Gy）を施行．しかし，痛みは改善することなく，定期オピオイドを増量していた.
- 痛みにより立てない状態が続いたため，緩和ケアチーム外来に紹介された.

🖊 アセスメント

【痛み】
- 部位：左大腿部
- 仰臥位，座位の安静時痛：フェンタニル貼付剤を 1.5 mg/日に増量後は，NRS 0
- 起き上がり動作，立位，歩行の痛み：NRS 8．鋭い痛み
- 予防的レスキュー薬：無効で，使用後数時間は眠気が増強するため使用していない
- 目標：トイレ歩行など日常生活動作が可能な状態で，在宅療養を継続したい

【眠気】
- 1週間前にフェンタニル貼付剤を増量したところ，眠気が生じている．これ以上眠気が強くなると日常生活に支障をきたすので困ると感じている

【MRI画像（図2）】
- 荷重時痛に一致した部位に骨転移を認める

【予後予測】
- 臨床的には 2 〜 3 ヵ月，PaP（Palliative Prognostic）スコアは 4.5 点，PiPS-B〔Prognosis in Palliative Care Study（PiPS）predictor models〕は月単位

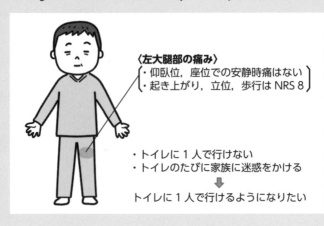

〈左大腿部の痛み〉
・仰臥位，座位での安静時痛はない
・起き上がり，立位，歩行は NRS 8

・トイレに1人で行けない
・トイレのたびに家族に迷惑をかける

トイレに1人で行けるようになりたい

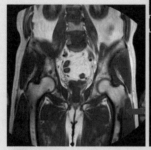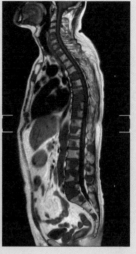

図2 MRI

左大腿部の痛みに一致した部位に骨転移を認める（矢印）. ほかに, 脊椎骨の多発転移も認める.

➡ 左大腿骨転移による荷重時痛. オピオイドがこれ以上増えると眠気により転倒リスクにつながるおそれがある. 荷重時痛には, リハビリテーションが必要

✉ メッセージ 1　長管骨転移では骨折のリスクを見極める

　四肢長管骨の骨転移は, **痛みと病的骨折**が問題となります. 骨折が生じてしまった場合には, 耐術性があれば第一に手術を行い, 鎮痛と ADL の改善を図ります.

　一方, 骨折が生じていないが痛みがある場合には, **病的骨折を引き起こさないように ADL が最大になるような対応**を考えます. 一言でいうと, **骨格の安定性を意識した治療**で, これが**体動時痛の鎮痛に直結**します.

　長管骨骨折のリスクについては, 病的骨折予測表として Mirels スコア（**表1**）が知られています. 9 点以上を切迫骨折として予防的手術をすすめるものです. しかし本スコアは, 骨修飾薬や分子標的薬が登場する前の 1980 年代の資料を基

表1 Mirels の病的骨折予測表

≦ 7：切迫骨折ではない，保存的治療　8：ボーダーライン　9 ≦：切迫骨折，予防的手術を推奨

最近では，ほかの治療方法の進歩により，予防的手術は必ずしも推奨されておらず，個々の状況に応じて判断される．本表により病的骨折のリスクをある程度客観的に評価し対応方法を検討することができる．

	得　点		
	1	2	3
部位	上肢	下肢	転子部近く
特徴	造骨性	混合性	溶骨性
大きさ	<1/3	1/3 ～ 2/3	>2/3
痛み	軽度	中等度	重度

[Mirels H：Metastatic disease in long bones. A proposed scoring system for diagnosing impending pathologic fractures. Clin Orthop Relat Res 249：256-264, 1989 より著者作成]

表2 ショウジさんの Mirels スコア

11 点となり，病的骨折リスクは高いと判断される．

	得　点		
	1	2	3
部位	上肢	（下肢）	転子部近く
特徴	造骨性	混合性	（溶骨性）
大きさ	<1/3	1/3 ～ 2/3	（>2/3）
痛み	軽度	中等度	（重度）

に考えられたもので，最近では，骨折のハイリスクであっても，骨修飾薬や放射線治療などで対応されることも多くなっています．

　Mirels の病的骨折予測表をながめていると，骨折を生じやすい状況について理解できます．つまり，荷重のかかりやすい**下肢**，より脆弱な**溶骨性**，**骨転移巣が大きく，痛みも重度**であれば，骨折に留意する必要があるということです*．

---

*上記のほか，長管骨の骨折リスクの指標として，"骨皮質の横断面で 50% 以上の転移巣""骨髄質の横断面で 50% 以上の転移巣""下肢骨の 2.5 cm 以上，上肢骨の 3.0 cm 以上の病変""大腿骨頸部の 1.3 cm 以上の骨皮質の破壊""骨皮質の骨転移の長さが骨の直径以上"など，さまざまな報告[1~3]がありますが，再現性は十分に検証されていません．ただ，これらの報告から，おおむね骨皮質の破壊が大きければリスクが高いと考えられるということです．

ショウジさんは，Mirels スコア 11 点（**表2**）なので，病的骨折のリスクは高く，痛みを回避して最大の ADL を得るには免荷が必要なことが了解できるでしょう．

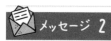 長管骨転移による体動時痛には，放射線治療➡リハビリテーション

1. まずは放射線治療を検討

　ショウジさんのような骨転移の安静時痛は，たいていオピオイドを十分増量することで鎮痛が得られます．しかし，オピオイドは安静時痛の鎮痛には役立っても，体動時痛までカバーしようと増量すると眠気が生じ，かえって転倒リスクを高めたり，患者が目標とする活動が制限されることになります．

　それではどのように対応するのかというと，通常は放射線治療で鎮痛を図ります．たとえ放射線治療歴があっても，再照射が有効なことがあります．ショウジさんの場合には，照射後間もないことや病状などから，再照射は見送られています．

2. 専門家に頼ろう——リハビリテーションの効能

　残される治療としては，**リハビリテーション**です．**リスクに配慮して安全に苦痛なく動けるような介入**を行います．具体的には，歩行するための**補装具や杖，歩行器の選択**（**表3**），**歩行訓練**です．理学療法士などのリハビリテーション専門家による介入が必要です．ショウジさんの場合，通常なら松葉杖やロフスト杖も選択肢にあがると考えていましたが，理学療法士が選んだのはピックアップ型

表3　各種杖の種類と免荷割合

完全免荷	両松葉杖・ピックアップ型歩行器
toe-touch	両松葉杖・ピックアップ型歩行器 ロレーター型歩行器
1/2 免荷	両松葉杖・ピックアップ型歩行器 両ロフスト杖・ロレーター型歩行器
1/3 免荷	片松葉杖
1/4 免荷	片ロフスト杖
1/6 免荷	四点杖・T 杖
免荷効果なし	歩行車・シルバーカー・点滴棒

歩行器（図1）でした．理由をたずねたところ，ショウジさんは多発肺転移があり，松葉杖やロフスト杖では今後，胸部を圧迫し呼吸困難の原因になる可能性があるので，歩行器を選択したとのことでした．さすが専門家です．このように，長管骨の骨転移痛で手術の適応とならない場合には，骨修飾薬，放射線治療にリハビリテーションを加えることで ADL の向上が可能となります．

骨転移の体動時痛の緩和ケアでは，リハビリテーションの専門家との協力は欠かせません．

■ 文献

1) Thompson RC Jr：Impending fracture associated with bone destruction．Orthopedics 15：547-550, 1992
2) Habermann ET et al：The pathology and treatment of metastatic disease of the femur．Clin Orthop Relat Res 169：70-82, 1982
3) Menck H et al：Metastasis size in pathologic femoral fractures．Acta Orthop Scand 59：151-154, 1988

むずかしい痛みも もっと対応できる

4. 難治性疼痛は 先回りして考える!

1 〜 2 ヵ月前から顎が腫れてきて徐々に痛くなりました. 生活に支障のない程度まで痛みをとってください. 痛みの強さ（NRS）は 3 なら生活に支障がないと思います.

現処方

〈入院 7 日目〉
・ヒドロモルフォン持続注射 42 mg/日
・ケタミン持続注射 72 mg/日
・ミルタザピン 15 mg/日, 眠前
・ナルデメジン 0.2 mg/日, 分 1

PROBLEM LIST

頸神経叢浸潤による左頸部〜左側頭部の痛み

これで解決！ 次の一手

＋ メサドンを現処方に追加：メサドン 15 mg/日, 分 3

【メサドンの導入と増量】

- メサドンの患者選択のチェックリスト（表 1）の内容を確認し, メサドンを導入
- メサドン開始後も痛みは軽減しないため, レスキュー薬（ヒドロモルフォン注射）で対応した. 7 日後にメサドン 30 mg/日へ増量. その翌日, 痛み

D-4. 難治性疼痛は先回りして考える！　　**131**

- **オピオイド**：モルヒネ経口換算 60 mg/日以上の強オピオイドを使用している
- **家族歴**：突然死の家族歴がない
- **既往歴**：不整脈，虚血性心疾患，薬剤性 QT 延長の既往がない
- **心電図**：QT 延長がない➡メサドン増量 7 日目にもチェック
- **血液検査**：QT 延長を引き起こしやすい電解質異常がない（低カリウム血症，低マグネシウム血症，低カルシウム血症）
- **薬物相互作用の可能性**：メサドンの絶対的禁忌の薬剤はないが，薬物相互作用で注意する薬剤を確認しておく

はかなり軽減し，食事も摂取できるようになり，自分から退院や化学療法再開の相談をしてくるまでになる．この時点でケタミンは漸減終了

- さらに 7 日後，持続痛は NRS 2 程度だが，日により強い突出痛が頻繁にありメサドン増量の希望が患者からもあったため，段階的に 45 mg/日，さらに 7 日後 60 mg/日まで増量した．NRS はほぼ 0 となり，発作痛もなくレスキュー薬もほとんど使用しなくなった．鎮痛の満足が得られたため退院（入院期間 35 日．退院時 PS 0）

【退院処方（鎮痛に関するもの）】

- メサドン 60 mg/日，分 3
- ヒドロモルフォン徐放製剤 120 mg/日，眠前*
- ミルタザピン 15 mg/日，眠前
- ナルデメジン 0.2 mg/日，分 1

*ヒドロモルフォン注の減量を念頭におきながらメサドンを使用していたが，本人は，「眠気もなく現在の満足な状態を維持して抗がん薬治療をしたい」と処方変更しないことを希望した．そのためヒドロモルフォン注の減量は行わずに経口剤に投与経路を変更した．

➡**退院後は，上記処方で痛みは安定したため，ヒドロモルフォンを減量せずに外来で化学療法を再開した**

ユキオさんの場合

- 20 歳台，男性．eGFR 120.0 mL/分．
- 左舌がん術後（左舌半側切除，皮弁による舌再建，左全頸部郭清）．
- 左顎下部再発，化学療法中（図1）．

- 左頸部リンパ節転移増大による神経障害性疼痛（頸神経叢浸潤），体性痛.
- 1年前に手術，その後外来で化学療法，放射線治療を行っていたが，2ヵ月前に痛みが出現，再発と診断された.
- 2ヵ月前，外来でオキシコドン徐放製剤を導入し50 mg/日まで増量されたが，オキシコドン速放製剤10 mgを1時間おきに12回使用しても効果がなく，強い痛みのため睡眠，食事摂取，体動，いずれも困難となり入院.

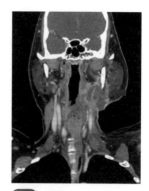

図1 CT
左下顎部に腫瘤を認める（矢印）.

- 入院当日，持続痛がNRS 10であったが，主治医によりヒドロモルフォン持続注射7.2 mg/日が開始され，12時間後にはNRS 8になった. その間，1時間ごとにヒドロモルフォン注1 mgを早送りするたびにNRS 5まで軽減していた. しかし依然，痛みのために歩行・飲食困難，夜間は飛び上がるような発作痛のため浅眠であった.
- 緩和ケアチームの介入〜メサドン導入までの経緯
  ・入院2日目：緩和ケアチームの介入開始. 持続痛NRS 8であるがヒドロモルフォン注のレスキューでNRSは5まで低下し，レスキューを1日12回使用しているため，ヒドロモルフォン注を50％増量.
  ・入院3日目：痛みの状況は変わらず，"めまいを伴う悪心"の訴えが強くなったため，ヒドロキシジン持続注射60 mg/日（抗ヒスタミン薬として. p.213 II-B-1 参照）を開始し，鎮痛対策としてはケタミン持続注射24 mg/日を開始.
  ・入院4日目："めまいを伴う悪心"は消失し，持続痛もNRS 8からNRS 6と軽減，夜間の発作痛も3回程度に減り2時間ずつまとまって眠れるようになった. 鎮痛が得られたことで内服も可能となり，夜間不眠と痛みに対して（悪心が生じやすいことも勘案して. p.213 II-B-1 参照）ミルタザピン7.5 mg/日，眠前を開始.

- その後，発作痛は消失し 6 時間まとまって眠れるようになった.
- 一方，朝に NRS 9 の発作痛で覚醒するなど，1 日に 4 〜 5 回電撃痛（発作痛）があり，また持続痛も NRS 5 で目標の NRS 3 にはいたらないため，以後毎日，薬剤調整を行った．ヒドロモルフォン注のタイトレーションを主に行い，夜間の発作痛の再燃にはミルタザピンを 15 mg/日，分 1 に増量，ケタミン注も 24 ➡ 48 ➡ 72 mg/日まで増量した.
- 入院 7 日目，ヒドロモルフォン注 42 mg/日，ケタミン注 72 mg/日，ミルタザピン 15 mg/日まで使用したところで，NRS 2 〜 3 に落ち着き，発作痛も 1 日 1 回程度になった．このまま痛みが落ち着けば内服薬に変更する予定であった（ケタミン注については，中止して痛みが再燃するようならミロガバリンやイフェンプロジルなどの鎮痛補助薬で代用予定）.
- 入院 14 日目，持続痛 NRS 5 〜 6 と悪化，発作痛（NRS 8）が再燃してきたため，メサドンを導入することとした.

※入院後早期の段階で，NSAIDs の注射およびアセトアミノフェン注を 1 日使用したが，鎮痛効果が得られなかったため中止した.

🥤 アセスメント（メサドン導入直前）

- PS：痛みがなければ 0
- 痛みの部位：左頸部〜左側頭部
- 持続痛：NRS 5 〜 6．オピオイド注射のレスキューを使用すると NRS 3 になり，1 〜 2 時間効果が持続する
- 発作痛：NRS 8，頻繁にあり，特に夜間や明け方に多い傾向がある
- 性状：持続痛は「焼けるような，鈍い」，発作痛は「電撃痛」
- 目標：生活に支障のないレベル，NRS 3

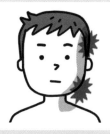

持続痛：NRS 5〜6（焼けるような，鈍い）
➡レスキューで NRS 3 に

発作痛：NRS 8（電撃痛）
頻繁，特に夜間や明け方に多い

➡ **オピオイドを高用量まで増量（1週間で約6倍）し，鎮痛補助薬を併用し
ていったん鎮痛は得たものの，早期に痛みが再燃した．難治性疼痛であり，
一歩進んだ疼痛治療が必要**

 メッセージ 1　難治性疼痛に対する心得

がん疼痛治療の難易度は，以下の3段階に分けられるかと思います．

①オピオイドを痛みに合わせて増量していけばうまくいくもの
②オピオイドに鎮痛補助薬を1〜2剤追加する程度でうまくいくもの
③いわゆる難治性疼痛：かなり高用量のオピオイドが必要になり，鎮痛補助薬を3
　剤以上使用しても不十分で，メサドンや神経ブロックが考慮されるもの

　③の難治性疼痛は，ある程度前もって予想がつきます．それは**表2**に示した
神経浸潤による痛みです．これらの痛みをみる際には，オピオイドが高用量にな
ること，鎮痛補助薬が必要になることを念頭におきましょう．問題はメサドンの
導入時期です．

 メッセージ 2　難治性疼痛ではメサドン導入を想定しておく

　ユキオさんのように，オピオイドや鎮痛補助薬を増量するとそれなりに有効な
ことも多いので迷います．メサドンが内服可能か，使用可能かどうか（**表1**）に
加えて，十分な説明のうえでの患者の選択，療養の背景（外来，入院など），医
療資源などをチームで話し合って決めることになります．

表2 がん疼痛において難治性疼痛になる可能性が高いもの

浸潤部位	原　因	痛みの特徴
三叉神経	• 頭蓋底浸潤 • 頭頸部がん	顔面の痛み
舌咽神経*	• 頭蓋底浸潤 • 頭頸部がん	• 嚥下時の咽頭痛が特徴的 • 咽頭から舌根部の痛みで，しばしば耳に放散する • 嚥下や会話などで誘発される
頸神経叢	• 頭頸部がん • 頸部リンパ節転移 • 肺尖部肺がん（パンコースト型肺がん）	• C2-C4 のデルマトーム領域の痛み 　（後頭部，耳介後部，側頸〜前頸部，鎖骨周囲〜肩） • ホルネル症候群**を伴うことがある
腕神経叢	• 肺尖部肺がん（パンコースト型肺がん） • 鎖骨上，腋窩リンパ節転移	• C5-Th1 のデルマトーム領域の痛み 　（前胸部，上肢） • 上肢の運動障害を伴うことがある
腰仙骨神経叢	• 骨盤内腫瘍 • 骨盤内リンパ節転移 • 腰仙椎転移	• Th12-L4（腰神経叢），L5-S3（仙骨神経叢）のデルマトーム領域の痛み 　（鼠径部，大腿，下腿，臀部，会陰部）
	悪性腸腰筋症候群	• 下肢の運動障害を伴うことがある • 腰神経叢障害の痛みが出現し，痛みは股関節を伸展させると増強する
脊髄，神経根	• 脊椎転移による硬膜外伸展 • 脊椎転移による神経根障害	脊髄浸潤：神経障害性疼痛レベル以下の感覚障害，運動障害，膀胱直腸障害を伴うことがある 神経根障害：障害レベルの帯状の痛み
髄膜	がん性髄膜炎	• 髄節のデルマトームに一致した痛みが出現するが，しばしば痛みは全身に及ぶ • 頭蓋内圧亢進症状を伴うことがある 　（頭痛，悪心・嘔吐，後部硬直，意識障害）

*舌咽神経痛の診断基準（国際頭痛分類第 3 版）の概要：舌咽神経の支配領域（舌の後部，扁桃窩，咽頭，下顎角，耳）に，数秒〜2 分程度の激痛（電気ショックのような，ズキンとするような，刺すような，または鋭い）が，嚥下，咳嗽，会話またはあくびで誘発される．
**患側の縮瞳と眼瞼下垂を生じる症候群．目の徴候以外では，顔面の発汗低下と紅潮．
　・瞳孔と瞼板筋運動を司る眼球交感神経が障害を受けることにより生じる．眼球交感神経は視床下部から出発し，直接眼球には行かず，C8-Th2 レベルまで下行し脊髄前根を通って交感神経幹に入り上頸神経節までいたり，そこから瞳孔散大筋，瞼板筋へ達する．この眼球交感神経の経路のどこかが遮断された場合に，縮瞳，眼瞼下垂というホルネル症候群が発生する．ホルネル症候群の縮瞳は，散瞳障害のため，煌々と明るい診察室では診断できない．薄暗いところで散瞳していないこと（つまり両目の左右差）をみないとわからない．
　・発汗低下が生じるのは，発汗運動系の交感神経は上頸神経節まで眼球交感神経と同一の伝達路を走行しているためである．
　・がん患者では頸部，肺尖部の腫瘍や脊髄，頭蓋内の病変などで生じる．

ユキオさんの場合では，途中でケタミン注などの鎮痛補助薬を挟みました．その理由は，1つには当初，痛みと悪心のため内服ができなかったからです．またケタミン注は，かなり痛みが強く緊急性がある場合に用量調整がしやすく，迅速な鎮痛が得られることをよく経験していますのでしばしば用います．

　ユキオさんの場合でも，内服が可能であれば緩和ケアチームの介入当初からメサドンを導入する選択肢もありますし，内服が可能となり次第（入院4日目など）メサドンを導入しておけば，もっと早い時期に鎮痛が得られていた可能性があります．

　メサドンを適切な時期に導入するためのポイントは，難治性疼痛になる可能性が高い病態（表2）では，"メサドン導入を予想して疼痛治療にあたる"ことです．また，どんな疼痛治療を行う場合でも，痛みに対して疼痛治療が追いつかなくなる前に，先回りして対応方法を検討しておけるとよいでしょう．

5. メサドンを早めに 導入するときとは

> 唾を飲み込むと喉の奥の痛みが（NRS）9です．レスキューは効かないので，使っていません．飲み込まなければ痛みは（NRS）0です．1分に1回唾を飲み込みますから，痛みがつらいです．

> えっ，そんなに痛かったんですか．レスキューも不要だというので，痛みは落ち着いていると思っていました．

現処方

- フェンタニル貼付剤 0.6 mg/日（フェンタニルテープ 2 mg）
- レスキュー薬：オキシコドン速放製剤 5 mg/回 ➡ ほとんど使用していない
- ナプロキセン 400 mg/日，分2，PPI 併用
- アセトアミノフェン 4,000 mg/日，分4
- ベタメタゾン 1 mg/日，分1

PROBLEM LIST

\# 口腔底がんによる舌咽神経痛，体性痛

これで解決！ 次の一手

＋ メサドン導入を計画し準備

- **1日目**：心電図，血液検査を施行

  メサドン開始後，用量調整がしやすいようにフェンタニルテープ 2 mg を中止し，ヒドロモルフォン持続注射 1.5 mg/日*を開始

  *ナルサス® 6 mg 相当．フェンタニルテープ 2 mg より減量した投与量
- **2日目**：メサドン 15 mg/日，分 3 で開始（簡易懸濁して胃管から注入）
- **3日目**：嚥下時の咽頭痛は NRS 6 に軽減
- **5日目**：眠気が出現し，ヒドロモルフォンを減量（約 30%）
- **7日目**：嚥下時の咽頭痛は NRS 6 から軽減せず，患者も鎮痛薬の調整を希望したため，メサドン 30 mg/日，分 3 へ増量した．また眠気も残存するためヒドロモルフォンの持続投与は中止し，レスキュー薬は以前に使用していたオキシコドン速放製剤（オキシコドン散）とした
- **12日目**：メサドン増量 5 日目より痛みはほとんど気にならなくなった

➡**その後，頰部・鎖骨上皮膚などに転移が広がったものの痛みは安定し，退院した．約 6 ヵ月後に亡くなるまで，<u>メサドンにて鎮痛が得られた</u>**

📎 タダヒコさんの場合

- 50 歳台，男性．口腔底がん，術後再発．局所の広範な再発，放射線・化学療法後，唾液瘻．PS 0，経管栄養，eGFR 95.6 mL/分．
- 3 ヵ月前から，痛みに対してフェンタニル貼付剤を開始し，NRS 4 で落ち着いていた．2 ヵ月前から放射線療法，化学療法目的で入院．治療により頸部に唾液瘻ができたため治療は中止．その後，徐々に痛みが増悪し，緩和ケアチームに紹介された．

🧪 アセスメント

- PS 0．筆談でしっかり痛みの様子を伝えられる
- 口腔底がん（図 1）により顔下半分の表情を変化させられないため，表情からは痛みの観察は困難．加えて，意思表示は筆談に限られることから，積極的に評価しないと痛みをとらえられない状況である

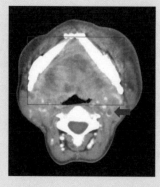

図1 **2ヵ月前のCT**
口腔底部の腫瘍が増大（枠内）
し，両側内頸静脈（矢印）にも
浸潤がみられる．

- 持続痛は NRS 0 だが，唾液を飲み込むたびに NRS 9 の激痛が咽頭に走る．唾液は 1 分に 1 回程度飲み込んでいると表現
- 目標：嚥下時の痛みを NRS 4 にすること．それが家で生活できるレベルの痛みとのこと

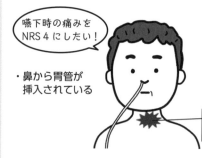

嚥下時の痛みを
NRS 4 にしたい！

・鼻から胃管が
挿入されている

・口周囲から頬部，頸部にわたる
浸潤により同部位の表情は
固定されている

・気管切開のため，筆談

・持続痛：NRS 0
・唾液を飲み込む（1 分に 1 回程度）
➡NRS 9 の激痛！（咽頭）

→ 口腔底がんによる**舌咽神経痛***，体性痛，難治性疼痛であり，このままフェンタニル貼付剤を増量し続けても対応できない可能性がある．また，内服困難で経管投与可能なオピオイドであるメサドンの導入が現実的

*舌咽神経痛は咽頭，舌根部の強い痛みを主訴とし，嚥下などにより誘発され，痛みはしばしば耳へと放散する．

表1 早期のメサドン導入がよい適応になる場合

- 難治性疼痛である（p.136 I-D-4 の表 2 参照）
- 予後が長く，局所浸潤による痛みがさらに難治化すると予想される
- メサドンが投与可能（内服または経管投与が可能）
- 経口摂取不能のため経管栄養を行っており，徐放製剤の経口投与がモルペス®以外使用できない

✉ **メッセージ 1** 難治性疼痛かつ経管での薬剤投与にはメサドンを（表1）

　難治性疼痛が予想される場合（p.136 I-D-4 の表 2 参照）には，オピオイドが低用量であっても，**予後が比較的長く，投与（経口または経管）可能な場合**には，メサドンを早めに導入するのが得策です．なぜなら，予後が長ければそのぶん，局所浸潤による痛みがさらに難治化するからです．

　タダヒコさんの場合は**経管による薬剤投与のため，オピオイドの徐放製剤の投与が不可能**という事情もあり，**簡易懸濁ができるメサドン**はその点でもよい適応となります．

✉ **メッセージ 2** メサドンに併用するオピオイドは注射剤とするのも手

　フェンタニル貼付剤を**オピオイド注射に変更した理由**は，以下の通りです．

貼付剤より注射剤のほうが用量調整しやすいため，
　　・メサドンが効いてくるまでの数日〜数週間，疼痛増強時に増量して鎮痛を図りやすい
　　・逆にメサドンが効いてきたときに減量・中止しやすい

　また，貼付剤に限らず，現在使用している経口オピオイドも同様に，メサドン導入時に持続注射に変更しておくと便利です．

　メサドンを開始しても，鎮痛効果が得られるまでの期間は個人差があります．翌日に劇的に鎮痛が得られる場合もあれば，3 〜 4 日後に急速に鎮痛が得られる場合，7 日でようやく少し鎮痛効果が得られる場合（これは投与量不足なので増量が必要）などです．そのため，先行の強オピオイドを中止してメサドンを開始した場合（stop and go）には，痛みが一時的に強くなる患者が出てきます．とこ

ろが，痛みが強くなっても 7 日はメサドンを増量できません．そのため筆者は，多くの場合，先行オピオイドにメサドンを add on（後述）する方法をとっています．もちろん，先行オピオイドが比較的低用量（痛みの強さにもよるが目安はモルヒネ経口換算 60 ～ 100 mg/日くらい）の場合には，stop and go で行います．

✉ メッセージ 3　メサドンを add on する方法もあり

　日本の用法用量では，メサドン開始と同時に，**先行オピオイドを中止する（stop and go）**こととなっています．しかし筆者は，メサドンを導入する際，stop and go ではなく，**先行オピオイドを継続したままメサドンを追加併用し（add on）**，毎日効果と副作用をみながら，可能なら先行オピオイドを漸減・中止しています．また，先行オピオイドを継続したままメサドンを導入し良好な鎮痛が得られる場合には，そのまま先行オピオイドをメサドンと併用し継続する場合もあります（p.131 I-D-4 参照）．

　特に，痛みが強い場合には（入院中など注射剤を使用できるなら）先行オピオイドを持続注射にしておくと，メサドンが効いてくるまでの間，過度な痛みで患者を苦しませなくてすむでしょう．メサドン導入直後に，局所病変の増大により痛みが急速に強くなることもありますから….

D むずかしい痛みも もっと対応できる

6. オピオイド高用量でも スッキリしない痛みには?

> 痛みは入院したときよりだいぶよくなっています．痛みの強さ（NRS）は3でまあまあ楽です．夜は起きると痛いから，レスキュー4回は使いますね．家に帰って痛みが強くなるのが，不安です．

現処方

・ヒドロモルフォン持続注射 35 mg/日，レスキュー：1 時間量（15 分おきに使用可）

▶ PROBLEM LIST

がん性腹膜炎による内臓痛

これで解決！ 次の一手

✚ 夜間良眠が得られるような鎮痛補助薬を追加

➡ クロナゼパム 0.5 mg/日，眠前を開始

➡ クロナゼパムを開始した夜から，夜間の突出痛の頻度が 4 回程度から 1 回に減り，5 日目には，日中の持続痛も NRS 1 と鎮痛が得られ突出痛も消失した

➡ オピオイド注射を経口剤へ変更し，安心した笑顔で独歩退院することができた

患者さんは「自制内」といいつつも，NRS 1 になったときのすっかり安心した表情の変化から振り返れば，実は①持続痛のさらなる鎮痛と，②突出痛の減少を願ってたんだろうなー．でも，オピオイドをどんどん増やしても状況があまり変わらないから，「自制内」という言葉でヨシ！としちゃったんだよなー．

ここまでオピオイドの増量が十分できただけでも素晴らしい！ 眠気がなかったから，もっとオピオイドを増量すれば，鎮痛が得られた可能性はありますね．痛みが原因とはいえ"不安"な様子もうかがえたので，クロナゼパムを使用してみたら，結果的にはオピオイドの作用を増強することに役立ったのかな，と思います．

ヒデアキさんの場合

- 40 歳台，男性．S 状結腸がん術後（回腸人工肛門造設），肝転移術後再発，eGFR 98.5 mL/分，PS 0.
- 外来で，肝転移，がん性腹膜炎による腹痛に対してヒドロモルフォン徐放製剤 24 mg/日，分 1 で鎮痛を得ていたが，痛みが増強し激痛となったため緊急入院．
- ヒドロモルフォン持続注射でタイトレーションが開始される．
- 約 2 週間*でヒドロモルフォン持続注射 35 mg/日まで増量（約 7 倍量！）し，痛みは自制内になった．しかし，なんとなくスッキリせず，痛みに対する不安があるため，緩和ケアチームに紹介された．
- 化学療法を継続していたが，今回の入院中は休薬．

*迅速なタイトレーションで数日のうちに鎮痛が得られたが，再び痛みが増強するエピソードがあったため，オピオイドの最終量にいたるまで 2 週間を要していた．

📝 アセスメント

- 腹部全体の鈍痛
- 入院時CT：がん性腹膜炎の増悪所見（腹水の増加，腹膜の脂肪織の上昇）を認め，急速な痛みの増悪の原因と考えられた（図1）
- 持続痛：入院当初 NRS 10 であったが，ヒドロモルフォン持続注射の増量に伴い NRS 3 まで軽減．NRS 3 は自制内だが，目標は NRS 1
- 突出痛（発作痛）：ヒドロモルフォン持続注射の増量に伴い，突出痛の NRS は低下したが，頻度は変わらず1日6〜8回
- レスキュー（ヒドロモルフォン注射）：1日6〜8回，うち5〜6回は夜間帯に集中している
  - ➡有効ではあるが，ヒドロモルフォン持続注射の定期投与を増量してもレスキューの頻度は減っていない
- 人工肛門からの排便は順調で，悪心や蠕動亢進などの腸閉塞を示唆する所見はない
- 眠気はない

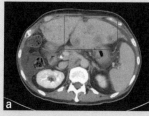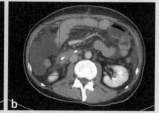

図1 **入院時 CT**
a：残存肝への多発転移（枠内．2週間前のCTと著変なし）．胆管ステント挿入あり．
b：2週間前のCTと比較し，腹水が増加（枠内）し，腸間膜脂肪織濃度の上昇がみられる（がん性腹膜炎）．

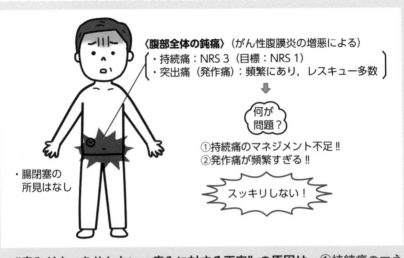

〈腹部全体の鈍痛〉（がん性腹膜炎の増悪による）
・持続痛：NRS 3（目標：NRS 1）
・突出痛（発作痛）：頻繁にあり，レスキュー多数

何が問題？

①持続痛のマネジメント不足!!
②発作痛が頻繁すぎる!!

スッキリしない！

・腸閉塞の所見はなし

➡ "痛みがすっきりしない➡痛みに対する不安" の原因は，①持続痛のマネジメント不足と②突出痛が頻繁にあること．定期オピオイドを増量するか，鎮痛補助薬を開始するか，なんらかの鎮痛対策が必要

 メッセージ 1　　内臓痛であっても鎮痛補助薬を加えてみる

がん疼痛治療をしていると，こんなふうに思うときはありませんか？

> 内臓痛だからオピオイドの増量が効くはずだ➡確かにオピオイドのレスキューも効く➡眠気もないしオピオイドを増量する➡確かに痛みは軽減するが，オピオイドが大量になり，患者もスッキリしていない➡このままオピオイド増量で本当によいのだろうか？

　そんなときは，**内臓痛であっても鎮痛補助薬を加えてみる**と「早くこうすればよかった」と後悔するほど，一気に鎮痛が得られることがあります．患者の限られた時間を有効にするために，**鎮痛補助薬の開始をあまり渋るのは得策ではありません**．もし，鎮痛補助薬を躊躇する理由が副作用なのであれば，副作用が最小限になるような鎮痛補助薬の使い方（**副作用の少ない薬剤を選択するか，少量から開始する**）をすればよいのです．

1. 鎮痛補助薬はどんなときに検討する?

鎮痛補助薬は神経障害性疼痛に限って使用するのではなく，以下のようながん疼痛の場合にも検討するとよいでしょう．痛みはとれたほうが勝ちです．

> ・オピオイド増量により眠気が強くなるだけで鎮痛が得られないとき
>
> オピオイドがかなりの高用量*になっても
>
>   ①十分な鎮痛が得られないとき
>
>   ②発作痛が問題になるとき
>
> には，内臓痛であっても鎮痛補助薬の追加を試してみてよいでしょう．
>
> *たとえば，経口モルヒネ換算 400 mg/日以上など．ただし，400 mg に根拠はありません．ただこれくらい高用量ということがいいたいのです．ちなみに，ヒデアキさんは 2 週間でモルヒネ経口換算 120 mg/日から 800 mg/日まで増量していました．

2. クロナゼパムはなぜこんなに効いたのでしょうか?

クロナゼパムの鎮痛補助薬としての効果については，質の高いエビデンスはありません．しかし，長年がん疼痛治療を行っていて，オピオイドだけでは鎮痛が得られない痛みにクロナゼパムが著効することはしばしば経験してきました．

鎮痛補助薬としてクロナゼパムを選択するときは，上記①②に加えて，ヒデアキさんのような以下の場合です．

> 上記①②　＋　③夜間から明け方にかけて痛みが強いとき
>
>   ④痛みに対する不安がありそうなとき*
>
> *当然のことながら，"痛みがあれば不安"になります．そして，不安になれば，さらに痛みを強く感じるでしょう．結果的に痛みと不安が混在した状態になります．これを「不安だから痛いのだ．気のせいだ」と安易に判断しないように注意しましょう．ヒデアキさんのように痛みがとれれば,不安も晴れるのです．

COLUMN　　　　ベンゾジアゼピン系薬の鎮痛作用

クロナゼパムは，ベンゾジアゼピン系薬であり，主作用は GABA 神経系の増強です．動物実験において，脊髄のベンゾジアゼピン-GABA 受容体を介して鎮痛効果が得られることや，脊髄のオピオイド μ 受容体と GABA 受容体との相互作用によるモルヒネの鎮痛効果の増強，耐性の抑制作用が得られることが確かめられており，ベンゾジアゼピン系薬（ここではクロナゼパム）の鎮痛の

メカニズムと考えられます．またクロナゼパムは，非がんの臨床において疼痛治療に用いられている報告も散見されるので，その効果を経験している医療者はいるのでしょう．

　加えて，ベンゾジアゼピン系薬の抗不安作用や催眠作用も鎮痛に寄与している可能性はありうるでしょう．

 メッセージ 2　　がん性腹膜炎の痛みに Na チャネル阻害薬という選択

　がん性腹膜炎でオピオイドの増量だけでは十分な鎮痛が得られない場合に，Na チャネル阻害薬という選択があります．昔から症例報告が散見され，筆者も用います．また，腹膜播種によるがん疼痛にリドカインが有効であるメカニズムも動物モデルで報告されています[1]．

　ヒデアキさんでは，夜間の睡眠マネジメントも兼ねてクロナゼパムを選択しましたが，処方例に示した Na チャネル阻害薬ではほとんど眠気が生じません．

> **🔖 処方例（鎮痛補助薬としての Na チャネル阻害薬）**
>
> 例 1：2％リドカイン原液 0.5 mL/時（240 mg/日）➡ 1.0 mL/時（480 mg/日）➡
> 　　　1.5 mL/時（720 mg/日）➡ 2.0 mL/時（960 mg/日），増量する場合にはお
> 　　　おむね 1 日 1 回程度
>
> 例 2：メキシレチン 150 〜 450 mg/日，分 1 〜 3
>
> 例 3：ラコサミド注 50 mg ➡ 100 mg ➡ 150 mg ➡ 200 mg，いずれも生理食塩水
> 　　　50 mL とともに 1 日 2 回点滴静注
>
> 例 4：ラコサミド 100 mg/日➡ 200 mg/日➡ 300 mg/日➡ 400 mg/日，分 2

■ 文献

1)　Suzuki M et al：Sensation of abdominal pain induced by peritoneal carcinomatosis is accompanied by changes in the expression of substance P and μ-opioid receptors in the spinal cord of mice．Anesthesiology 117：847-856，2012

7. 慢性一次性疼痛
——病巣はなくても痛い

●月●日に腎瘻を入れたとき，すごく痛くて先生に伝えたつもりなんですけど，うまくわかってもらえなかったみたいで，すごく不安でした．そのとき，「原因がわからない」っていわれて余計に不安になりました．その後，一度ズキーンと痛くなって，そのときのような痛みがまたくるのが怖い，それが一番の不安です．痛みをとって普通の生活が送れるようになりたいです．

妻は通院以外は外出せず，家ではずっと横になって過ごしています．

痛みの診断と対応に苦慮しています．画像上，腫瘍は消失しているので，本来であればオピオイドは減量，中止できる状態ですが，ご本人からは「痛みは変わらない」との訴えです．そのため，フェンタニル貼付剤 0.9 mg/日（フェンタニルテープ 3 mg）から減量できていません．痛みの訴えがもともと多い割には，他覚的な所見に乏しく，症状評価もむずかしいと感じています．入院時から不眠の訴えがあり，精神腫瘍科も併診していましたが終診となっています．

現処方

・フェンタニル貼付剤 0.9 mg/日
・レスキュー薬：オキシコドン速放製剤 2.5 mg/日 ➡ 1日1〜2回使用している

病巣が消失した後も残存する痛み（慢性一次性疼痛*）

*1つまたは1つ以上の解剖学的領域に，①3ヵ月以上持続または再発し，②明らかな感情的苦痛（不安，怒り，フラストレーション，抑うつ状態など）または日常生活や社会的役割に関する機能障害を引き起こし，③症状を別の診断では説明困難な疼痛．

これで解決！　次の一手

✚ 痛みの原因と病態，治療目標を共有

➡ "慢性疼痛である"ことを説明し，"治療の目標は痛みをなくすというより，日常生活活動を回復させること"であることを共有する

> もし痛みがとれたとしたらどんなことを目標にしたいですか？

> 普通の生活を送りたいです．今はほとんど横になっていますけど，料理をつくったり買い物に行くのが好きなので，そういうことができるようになりたいです。

➡ **本人から目標の提示が得られた**

✚ 薬物療法

①**クロナゼパム 0.5 mg/日，眠前**

➡ まず目立ったのは，睡眠-覚醒リズム障害と食事，運動の極端な減少だった．不眠の主な理由は肩こりであったため，クロナゼパムを開始

➡ **処方1週間後の外来時には，局所の痛みは NRS 6 のままだが，肩こりが楽になったことで夜眠れるようになり，午前中に起きて，1日3食，料理をして食事をとれるようになった．以後，1ヵ月ごとの外来診察とした**

②**2ヵ月後，睡眠と痛みのマネジメントを目的にミルタザピンを開始，用量調整**

- 2ヵ月後，本人の希望でフェンタニル貼付剤を 0.6 mg/日（フェンタニルテープ 2 mg）に減量したところ不眠が再燃したため，睡眠と痛みのマネジメントを目的にミルタザピン 15 mg/日，眠前を開始，用量調整を行った
- さらに 1ヵ月後，フェンタニル貼付剤を 0.3 mg/日（フェンタニルテープ 1 mg）に減量したが，痛みが増強したため 0.6 mg/日（フェンタニルテープ 2 mg）で継続していた

✚ **精神科クリニックへ紹介**：初診から 6ヵ月後の外来で明らかな抑うつ状態がみられ紹介

- 自責の念を強めることは避ける意図から，緩和ケア医からはフェンタニル減量を提案することを避けてきたが，患者は「本当は 2 mg でやっていければ痛みがよくて動けるんですよね．でもいろいろ自分で調べてなるべく薬は減らしたほうがいいと思って 1 mg に減らしたりするけど，痛くて動けなくてつらい．自分でもうつだと思う」と泣き出す場面があった
- 精神科では「今までもうつ病エピソードがあり，反復性うつ病性障害で，今回は重症エピソード」と診断され，ミルタザピンの増量，アリピプラゾールにて治療が開始される

➡ うつ病治療開始 8ヵ月後には，フェンタニル貼付剤を 0.3 mg/日（フェンタニルテープ 1 mg）に減量，10ヵ月後には終了することができた．以後，痛みの再燃はない

📎 ミユキさんの場合

- 40 歳台，女性．子宮頸がんの治療後再発なし．
- 11ヵ月前：左腰部〜左臀部〜左鼠径部の痛みが出現．トラマドール 100 mg/日が開始となる．
- 10ヵ月前：子宮頸がんと診断．痛みが強く（NRS 8 〜 9），オキシコドン 40 mg/日で疼痛管理されるが，NRS 4 より低下したことがなかった．
- 9ヵ月前：一時的に経皮的右腎瘻造設とともに，放射線治療，化学療法を行い，腫瘍は消失したが痛みの軽減はなく，主治医は「痛み

の原因の特定が困難」とし，整形外科にコンサルトも行ったが原因不明とされ，緩和ケアチームへ紹介された．

- 8～6ヵ月前：がん治療入院中に精神腫瘍科が併診．軽度せん妄による思考障害，記憶障害との診断でオランザピン 2.5 mg/日を処方されアカシジアになった経緯あり．このころに経口オキシコドン 40 mg/日からフェンタニル貼付剤 0.6 mg/日へ変更された．ミルタザピン 15 mg/日とブロチゾラム 0.25 mg/日，眠前にて睡眠調整を行い，退院後の外来で気分障害もないとのことで薬剤を漸減中止し，精神腫瘍科は終診となった．

📝 アセスメント

- 痛みの部位：左腰部〜左臀部〜左鼠径部
- 痛みの発現：発症時（11 ヵ月前）
- 持続痛：NRS 6
- 性状：鈍痛
- 突出痛：普段はみられないが，発症時の激痛に対する恐怖心が今もある
- 生活習慣：夜寝ようとすると肩こりが気になって眠れない，夫に一晩中もんでもらい，朝方楽になり眠れる．午後 3 〜 4 時ごろに覚醒し，食事は 1 日 1 〜 2 食
- うつ病のスクリーニング：2 質問法*では問題なし
- 精神科受診歴：がん治療入院中，精神腫瘍科が併診．それ以外にはなし
- 飲酒歴：なし
- 喫煙：病前まで 20 本/日
- 最終学歴：中学校
- 家族構成：夫と 2 人暮らし．両親，兄弟とは疎遠

* 「抑うつ気分」「興味・楽しみの消失」が 2 週間以上，1 日中続いているか．

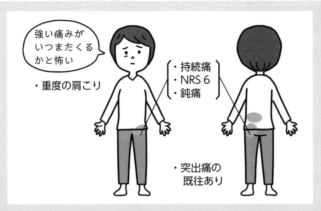

→ 診断時にあった子宮頸がんによる強い痛みが，がん治療により病巣が消失した後も残存した慢性疼痛（慢性一次性疼痛）と診断

 メッセージ 1 　"器質的な病変がないのに痛い" ということがある

　がんサバイバーのなかで，"器質的な異常がないにもかかわらず痛みが長期にわたって持続している"慢性疼痛の患者がいます．ミユキさんのように，痛みの原因病巣は治療が奏効して消えたのに，痛みだけが残存し慢性化するのです．医療者は，「病巣はなくなったのになぜ痛いのか？」と不審に思い，しばしば「不安が強い人だから」などとレッテルを貼らざるをえなくなり，さらに患者の身体的，心理社会的苦しみが増している，ということが見受けられます（表1）．

表1 　がんサバイバーの慢性疼痛の特徴

- 心理的に孤立感または自責感が強くなっている
- 痛みに対して適切な（丁寧な）診察と治療が行われていない
- 抑うつ，不安，睡眠障害を合併しており，これらによりさらに痛みが増している

メッセージ 2　　慢性一次性疼痛を知っておく

痛みには主に 2 つの種類があります.

①警告信号としての生理的な痛み
②慢性一次性疼痛 (chronic primary pain)

　①は, 傷害や炎症によって末梢神経が興奮し, それが脳に伝えられる警告信号としての"生理的な痛み"です.

　②は, 傷害や炎症が原因になって, 下行性疼痛制御システムなどの活動が変化し, そのことによって感じられるようになる痛みです. この痛みは脳の活動によってつくられ, もとの病巣が消えても, 脳の働きだけで生じてしまいます. このような厄介な痛みを, 『国際疾病分類第 11 版 (ICD-11)』では「慢性一次性疼痛 (chronic primary pain)」という疾患名で呼びます. これらはまさに, 病巣がないのに, 痛みがある病態をあらわしています. このような慢性痛は, 近年の研究で辺縁系の機能的変化, 可塑性変化や NMDA 受容体などの活性化との関連が指摘されています.

　こうした痛みがある, ということを理解するだけでも, **病巣がなくても痛みがある**のであれば, なんらかの対応が必要であることがわかります. 特に, **がん治療の奏効が期待される場合であっても, 痛みがあれば早期に鎮痛をすることが, 痛みの慢性化を避けるためにどれほど重要か**がわかります.

メッセージ 3　　慢性疼痛ではうつ病の合併を念頭におく

1. 痛みとうつ——共通する発症システム

　慢性疼痛患者の多くに抑うつ状態が認められることは古くから知られており, 欧州の大規模調査が有名です. 大うつ病と診断された患者の慢性疼痛の有病率は 43.3％で, そうでない患者の 4 倍にのぼると報告されており[1], 著者らは慢性疼痛の患者をみる際には, 必ずうつ病について評価すべきであるとしています.

　痛みとうつは, どちらもセロトニンやノルアドレナリンなどの神経伝達物質によって媒介される神経系の変調が影響する, あるいは**身体の痛みと心の痛み (うつ, ストレス) は中枢神経系の同じシステムが関与している**ことから, **痛み, うつ,**

ストレスは互いに連動し影響しあっていることは容易に説明できます[2].

2. 慢性疼痛とうつ病の関連

慢性疼痛とうつ病の関連については，仮に下記のように整理してみます．

①慢性疼痛➡うつ病

　痛みの放置により痛みが増幅し，慢性疼痛になると同時に，不安，意欲の低下，睡眠障害などをきたし，うつ病になる

②慢性疼痛⇐うつ病

　うつ病患者では疼痛閾値が低下しているといわれており，うつ病が慢性疼痛の原因になる

③慢性疼痛⇐共通する基礎素因*➡うつ病

　共通する身体的，心理社会的な基礎素因があり，うつ病と慢性疼痛を招いている

* "慢性疼痛とうつ病" が併存する危険因子やパーソナリティプロフィール（女性, 高齢, 単身者, 低学歴, 低所得, 訴訟問題など [3]）の特徴などが検討，報告されています．

　ミユキさんは，上記の③に該当し，うつ病と慢性疼痛になりやすい素因がもともとあり，過去に激しい痛みを経験したのをきっかけに慢性疼痛が生じ，うつ病も再燃，うつ病の治療とともに慢性疼痛も改善したと考えてもよいかもしれません．

　数ヵ月後にうつ病と診断された時点で振り返ってみれば，**初診時に認めた"重度の肩こり""不眠"がうつ病の徴候であった**と思い当たります．**うつ病には，明らかな抑うつ症状がみられずに，頭痛・肩こり，背部痛，疲れのとれない睡眠などの原因不明の身体症状が主訴である病型がある**からです．

メッセージ 4　慢性一次性疼痛の基本的治療戦略

　それでは，慢性一次性疼痛のようなむずかしい痛みにはどう対応すればよいのでしょうか．痛みが長期化すると，情動，睡眠障害など全身，あるいは生活に多大な負担を強いるため，二次的な病態が形成され，さらに痛みを引き起こす，という負のスパイラルになっている可能性があります．このように痛みの背景となる要因が複雑に絡み合っており，難治例であることが多いのですが，解決に向けて誰にでもできる方法を以下にまとめます．

1．信頼関係の構築と丁寧な評価

　これが第一ステップです．患者のなかには**これまでの医療体験を通じて医療不信が形成されていることが少なくありません**．患者と信頼関係を築くことを第一にしながら，痛みの発症，持続，生活への影響に関する情報収集をします．加えて，痛みの増悪因子，軽減因子を質問することで，患者がこれらにはじめて気づいて痛みへの対処法を見出せることもあります．その他，不安，抑うつなどの情動面，痛みをどうとらえているか，人間関係と痛みとの関係など多面的な評価を行うことで，複雑な病態をとらえます．丁寧な診察そのものが，医療者に痛みや苦しみを理解してもらっているという安心感となり，信頼関係の構築につながります．

2．目標の共有

　評価に基づいて治療目標を設定し，患者と共有します．慢性疼痛の治療目標は，痛みをなくすことではなく，QOL や ADL を向上させることです[4]．この原則をきちんと患者との間で共有することが大切です．

　注意したいのは，**疼痛強度を低下させることが目標ではない**という点です．実際に，慢性疼痛の患者では"疼痛強度はずっと最初から NRS 5 なのに，QOL は格段に向上した"ということは少なくありません．そういう経験から筆者は，慢性疼痛に対して薬物療法を行った場合には，診察時に**自分からあえて NRS をたずねないようにしている**くらいです．むしろ，**どのように生活しているかについて話を聴き，無理のない効果的な次の目標を探索し，患者と共有**します．そして，その目標が達成できたら意識づけのために**一緒に喜ぶ**ようにしています．ただし，この場合にも"痛みは相変わらずつらい状況にある"ことを承知していることが相手に伝わるようにします．「痛みはつらいのに，散歩に行けたんですね．買い物にも行きたいと思えるようになったのですね」という具合です．

3．治療の流れ──薬物療法➡生活習慣の適正化➡薬物の減量

　薬物により痛み，または不安や睡眠障害を多少減じてから，日常生活の活動レベルを上げることにより，薬物の使用を減らしていく（実際に減らすのは簡単ではありませんが）イメージで治療を行います．

　具体的な治療法については，**薬物療法のほか，運動療法**（ウォーキング，ストレッチなど），**認知行動療法**（痛みが起こるしくみや運動の重要性を学ぶ，痛みが起こるときの状況や気持ちを日記に書くなど）といったさまざまなアプローチ

が報告されていますが，限られた医療資源のなかで診療にあたらざるをえないのが実情です．

　筆者は，以下のような説明を行い，患者の心理的な負担にならないよう留意しながら時期を見計らって，患者の生活歴から無理なく身体活動に結びつく活動（ストレッチ，家事，買い物，趣味，犬の散歩など）を目標として提案します．

【痛みの起こるしくみ】

> 痛みは脳が感知しているものです．●●さんの場合，本来警告信号である痛みが慢性化したことで，脳が痛みを記憶している状態と思われます．

【運動の重要性】

> 痛みの記憶にかかわる脳の働きをなだめるのに，運動が有効とされています．

4. 薬物療法

　痛み（本項コラム参照），そしてうつ病がある場合にはその治療，生活習慣の適正化（多くは睡眠−覚醒パターンが崩れているので睡眠調整）を目標に薬物療法を行います．生活習慣が適正になり，睡眠がとれるようになれば，運動を取り入れます．ここまでくれば，急ぎすぎないように時期を慎重に見極めて，薬物の減量の検討となります．しかし，この道のりは，がん疼痛のように簡単ではありません．年単位，一生のお付き合いになる場合もまれではありません．

COLUMN　　**慢性疼痛の薬物療法**

　慢性疼痛は抑うつの併存率が高いことから抗うつ薬（ミユキさんの場合ではミルタザピンを使用），また慢性疼痛に伴う不安，不眠，筋緊張の軽減を目的に抗けいれん薬や抗不安薬（ミユキさんの場合ではクロナゼパムを使用）はよい選択肢になります[2]．また，慢性疼痛とうつを合併した患者に対するシステマティックレビューにおいて，ケタミンと抗うつ薬を含めた向精神薬が有望な薬物として提案されています[5]．

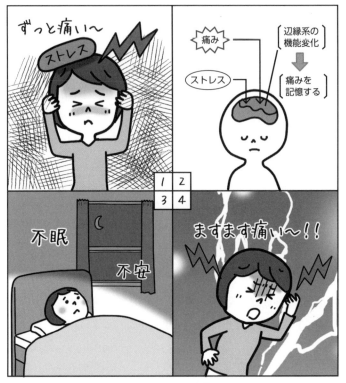

~慢性疼痛のイメージ~

慢性的な痛みの刺激とストレスが，脳機能に影響を与え，不安や抑うつなどの情動障害や睡眠障害を引き起こし，それらの症状がさらに痛みを悪化させるといった悪循環が形成されると考えられている．"脳機能に影響"とは，主に辺縁系の機能的な変化によって，痛みが記憶されることである．これは脳細胞のエピジェネティクス変動に基づく"痛みの細胞記憶"とも表現されている．

メッセージ 5　"薬の処方"そのものが必要なことも

　患者によっては，鎮痛のために使用できる薬はひと通り試してみたいという意向が強い場合があります．そのような患者では，医師がいろいろと考え薬を試してくれることが信頼を寄せるきっかけになることがあります．そんな患者からは，「あのとき，私の意思を伝えたら，先生がいろいろ考えてくれて薬を試してくれた，

それがありがたかった．どれも大して効かなかったけれど，そのうえで『痛みがなくなることはむずかしい』といってくれたので吹っ切れた」といったようなことがあります．"薬の処方"自体が患者に寄り添うことになり，信頼関係の形成に役立つ場合があります．

■ 文献

1) Ohayon MM et al：Using chronic pain to predict depressive morbidity in the general population．Arch Gen Psychiatry 60：39-47, 2003
2) Hooten WM：Chronic pain and mental health disorders：shared neural mechanisms, epidemiology, and treatment．Mayo Clin Proc 91：955-970, 2016
3) Van Houdenhove B et al：Pain and depression．Depression and Physical Illness, ed by Robertson MM et al, John Wiley & Sons, New York, p465-497, 1997
4) 「慢性の痛み診療・教育の基盤となるシステム構築に関する研究」研究班（監）：慢性疼痛治療ガイドライン，真興交易医書出版部，東京，2018
5) IsHak WW et al：Pain and depression：a systematic review．Harv Rev Psychiatry 26：352-363, 2018

8. "がん患者の痛み" が すべてがん疼痛とは限らない

明らかな再発はないのですが，痛みがひどくてどうしたらよいでしょう．オピオイドを処方したら吐いてしまいました．もともと不整脈があって不安も強いほうです．手術は2年半前なので手術の痛みではないと思います．

2年半前の手術のとき，ほかの患者さんたちは晴れ晴れした表情で退院していくのに，なんで私はこんなに痛いんだろうって．そのときからすごく痛かったんです．退院後も趣味の庭にも一度も出られないくらいでした．近所に親友がいて訪ねてくれるのですが，ここ2～3ヵ月は億劫で，主人に「私を呼ばないで」って頼むようになりました．こうして話を聴いてもらえると痛みの強さ（NRS）は6だけど，1人でいるともっと強く痛みを感じます．1年前の日記を振り返っても，何もよくなっていません．

母は手術の後ずっと痛みがありましたが，特にこの2～3ヵ月はひどいようにみえます．

現処方

- NSAIDs とアセトアミノフェン：退院時より長期にわたり継続されている
- オピオイド：1ヵ月前から，トラマドール 50 mg/日，分2を処方されたところ，初回内服3時間後に悪心・嘔吐．以後，25 mg/日，分2で服用していた．痛みの軽減は感じられていない
- 1週間前，フェンタニル貼付剤 0.3 mg/日（フェンタニルテープ 1 mg）が処方された．しかし，貼付 12時間後に動悸が出たため中止し，以後使用していない
- ブロチゾラム 0.125 mg/日，眠前

\# 遷延性術後疼痛（神経障害性疼痛の要素を伴う）
\# 夜間不眠，抑うつ

これで解決！ 次の一手

✚ **痛みの原因と病態，治療目標を共有**

➡ 目標は，長期的な目標と短期的な目標を共有する

> 通常，手術による痛みは徐々になくなっていくのですが，ときどき，このように痛みが残ってしまうことがあります．

> この痛みを鎮痛薬でなくそうとすると，薬の副作用で生活に支障が出てしまうので，痛みを気にせずに生活していけるようにすることを目標にします．

> たとえば，先ほどおっしゃられていた近所の友人が訪ねてきたら，おしゃべりをまた楽しめるようになったり，散歩ができるようになったりということです．
> それには，まずは夜ぐっすり眠ることを目標にしましょう．痛みの信号で脳が疲れている状態ですので，まずは睡眠をとって脳が休めるようにすることが必要です．

> 痛みを認めてもらえて，痛みの原因と治療目標がわかり見通しが立って安心しました．このような診療をもっと早く受けたかったです．

【夜間不眠，抑うつに対して】
✚ **既存のブロチゾラム 0.125 mg に，ミルタザピン 7.5 mg/ 日，眠前を追加**

【痛みに対して】
✚ **ミロガバリンとイフェンプロジルを同時に開始**

➡ ミロガバリン 10 mg/日，分 2，イフェンプロジル（NMDA 受容体拮抗作用）60 mg/日，分 3

✦ **NSAIDs，アセトアミノフェンは中止**

➡効果を感じておらず内服の負担になっているため

【便秘に対して】

✦ **酸化マグネシウム錠（330 mg）を適宜調整**

> **【治療経過】**
>
> ● 睡眠マネジメントが得られるのを目標に，ミルタザピンは1週間ごとに22.5 mg/日まで漸増し，アリピプラゾール3 mg/日を併用．加えて家族によるタッチング指導を行い，1週間ごとの外来で家族同席のもとカウンセリングを行った．
>
> ● 診察のたびに表情が明るくなり，3週間後には痛みは強いままだが，夜間良眠，散歩，訪問客との会話，テレビを楽しめるようになり，その間は**痛みが気にならなくなった**．この時点で簡単なストレッチを指導し，鎮痛補助薬としてラコサミド（神経障害性疼痛に対するNaチャネル阻害薬として使用）を開始．200 mg/日で中等度の鎮痛が得られると同時に日中の眠気が強くなってきたため，アリピプラゾール終了，ミルタザピン減量，終了とする．

➡**2ヵ月後には，ミロガバリン15 mg/日，分2，イフェンプロジル40 mg/日，分2でマネジメント良好となる．食欲も回復し，痛みは残存するものの，ほぼ通常の生活ができるようになり，痛みと付き合えるようになった**

> 今は何を食べてもおいしい．これは手術の傷の痛みだからね．くよくよしても仕方がないわ．前は絶望的でした．がんから助かったのがよかったと思えなかった．

🖊カオルさんの場合

● 70歳台，女性．やせ型，肺がんの術後再発なし．eGFR 55.0 mL/分．2年半前に，肺がんのため手術（右胸膜肺全摘出，心膜・横隔膜切除・再建気管支断端：有茎心膜脂肪織による断端被覆），放射線治療を施行．以後，定期的な画像検査で再発を疑う所見は指摘されていない．

● 術後より発作性心房細動が出現し，抗凝固療法，抗不整脈薬などの

治療を継続しており，レートコントロールは得られている．

- 術後2ヵ月以降の外来看護師によるカルテにおいて，"調子が悪い""切開創のあたりを常に気にかけている"との記述があり，看護師から「気にしないように」「腫れてないので心配ない」などの言葉をかけると，「(痛みは) ちょっとどころのことじゃない」など口調が強くなる，などの記載がみられる．
- また，痛みは放射線性皮膚炎（軽度の発赤，熱感はない）との判断でステロイド軟膏が処方されていた時期もあったが，それでも"調子の悪さ"が持続するため，カルテには"発作性心房細動による不安""不定愁訴"などと記載せざるをえない状況であった．

アセスメント

- 痛みの部位：術創に沿った部位
- 痛みの発現時期：術直後．この2〜3ヵ月は気持ちの落ち込みに伴って，痛みに対するつらさが極度に強くなっている
- 強度：持続的に NRS 6〜7（時に9になるとのこと）
- 性状：重い
- 感覚障害：アロディニアあり
- QOL：痛みのため，この2年半熟睡したことがない．かなり不安でふさぎこんでいる．便秘で苦しんでいる．歩き回ったり，身の回りの管理についての問題は軽度であるが，それ以外の活動（家事，外出，趣味）は行うことができない
- 家族構成：3人暮らし（夫，息子：自営業，家族関係は良好）
- うつ病のスクリーニング：2質問法では問題ないが，気持ちの落ち込みはある
- CT画像上では，再発は指摘されない

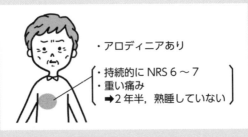

・アロディニアあり

・持続的に NRS 6 ～ 7
・重い痛み
➡ 2 年半，熟睡していない

➡ 痛みの部位と発現時期などから遷延性術後疼痛と考えられる．夜間不眠，抑うつに対する対応も必要

遷延性術後疼痛（表1）の頻度は報告によりさまざまですが，**決してまれでなく**，欧州の大規模研究では術後 1 年の時点で中等度以上の痛みのある患者は11.8% で，2.2% の患者が重度の痛みを訴えたことが報告されています[1]．また，手術部位によって発生頻度が異なることが報告されています（**表2**）．

遷延性術後疼痛の**リスク因子**として，**術前の患者要因**（痛み，不安，女性，若年），**手術要因**（神経障害，組織損傷），**術後要因**（術後早期の鎮痛，精神的要素や放射線治療，化学療法）なども報告されており[2]，手術による神経損傷だけではなく，その他の要因と相まって痛みが慢性化すると考えられています．基礎研究では，手術による侵害刺激，組織損傷や侵襲に伴う免疫反応が知覚神経を変化させて痛覚過敏を招くなどの病態も報告されており，術後疼痛は，急性痛とは異

表1 遷延性術後疼痛の定義

- 外科的操作後に出現，または増強する
- 2 ヵ月以上続く
- 術後の急性痛から持続する場合と術後無症状の後に出現する場合がある
- 痛みが手術部位もしくは関連領域にある
- ほかに痛みの原因がない

[Werner MU et al：Defining persistent post-surgical pain：is an update required? Br J Anaesth 113：1-4, 2014 を参考に著者作成]

表2 遷延性術後疼痛の頻度と術式

遷延性術後疼痛の発症には，手術による神経障害，下行性疼痛抑制系の異常，大脳辺縁系の機能変化，高次脳機能にかかわる因子，患者要因など複数の要因が関与している．なかでも手術による神経障害は痛みの遷延化に重要な要素であり，術式による遷延性術後疼痛の発生率に影響している．

	遷延性術後疼痛の発生率	NRS 5 よりも強い 遷延性術後疼痛の発生率
四肢切断	30 ～ 50%	5 ～ 10%
乳房切除術	20 ～ 30%	5 ～ 10%
開胸手術	30 ～ 40%	10%
鼠経ヘルニア修復術	10%	2 ～ 4%
冠状動脈バイパス術	30 ～ 50%	5 ～ 10%
帝王切開	10%	4%

[Kehlet H et al：Persistent postsurgical pain：risk factors and prevention. Lancet 367：1618-1625, 2006 を参考に著者作成]

なるアプローチを検討する必要がありそうです．

　カオルさんの場合では，少なくとも手術要因，術後早期の鎮痛，術後放射線治療の影響が考えられ，術後後期においては痛みと不眠の慢性化から抑うつをきたしていたものと考えられます．

メッセージ 2　"がん治療による痛み"を見極めるために，痛みの部位と onset を質問する

　カオルさんの場合，2年半もの間，なぜこんなに痛いのか，患者も家族もそれを取り巻く医療者も悩み続けていました．ついに患者は抑うつ的になりつらくなりすぎたため，緩和ケアチームへの紹介にいたりました．

　周囲の医療者は術後痛であることに気づきませんでしたが，**治療による痛みか，がん疼痛かを鑑別する方法は簡単**です．**痛みの部位と発現時期（onset）を質問するだけでよい**のです．Onset が"手術直後""化学療法直後"など治療時期と一致していれば，治療による痛みである可能性が濃厚です．また，痛みの部位が術創であれば術後痛，四肢遠位部であれば化学療法による末梢神経障害が強く疑われる，といった具合です．

表3 がん疼痛と非がん性慢性疼痛のオピオイド治療

	がん疼痛	非がん性慢性疼痛*
適応	中等度以上の痛みがあれば，早期にオピオイドを導入する	オピオイド以外に手段がない場合に限定される
目的	痛みの緩和	QOL の改善
使用方法	痛みが緩和されるまで，十分増量する	モルヒネ経口換算で 60 〜 90 mg/日以上は，専門医に相談する
レスキュー薬として速放性製剤の使用	推奨される	一般的には推奨されない

*慢性疼痛は，国際疼痛学会の分類で「治療に必要とされる期間を超えているにもかかわらず持続する痛み」と定義され，一般的に持続期間は 3 ヵ月以上とされている.
［余宮きのみ：よい質問から広がる緩和ケア，南江堂，東京，p.13，2017 より一部改変し転載］

　がん疼痛と非がん性慢性疼痛の治療方針は大きく異なります（表3）．そのため，**がん患者が痛みを訴えたときには，必ず痛みの部位をきちんと同定し，onset を質問**しましょう．

 メッセージ 3 　　**オピオイド投与は慢性疼痛の最終手段**

　オピオイド中心の疼痛治療は，カオルさんのように副作用でかえって苦痛が増したり，精神依存をつくってしまうなどのリスクもあるので，慎重に行います．米国のコホート研究では，術前にオピオイドを服薬していなかった患者が，術後長期にわたりオピオイドを使用していた割合は 6% であることが示され，術後痛の慢性化と長期的なオピオイドの使用の関連が指摘されています [3]．こうしたことからも，**急性期からの術後痛の管理の重要性**を認識するとともに，オピオイドや非オピオイド鎮痛薬については，有用性を慎重に評価して開始，継続を行う必要があります．

メッセージ 4 　　**遷延性術後疼痛の治療は
慢性疼痛，慢性一次性疼痛に準じる**

　遷延性術後疼痛に対する治療は確立されていません．慢性疼痛，慢性一次性疼痛に準じた治療を行うことになります（p.149 I-D-7 参照）．

カオルさんの場合では，神経障害性疼痛を伴った術後痛が長期化し，慢性一次性疼痛ともいえる様相を呈しています．神経障害性疼痛に対する鎮痛補助薬とともに，慢性一次性疼痛に準じて，信頼関係の構築，目標の共有，薬物療法，非薬物療法を組み合わせる必要があります．

■ 文献

1) Fletcher D et al：Chronic postsurgical pain in Europe：an observational study. Eur J Anaesthesiol 32：725-734, 2015
2) Reddi Det al：Chronic pain after surgery：pathophysiology, risk factors and prevention. Postgrad Med J 90：222-227, 2014
3) Brummett CM et al：New persistent opioid use after minor and major surgical procedures in US adults. JAMA Surg 152：e170504, 2017

D むずかしい痛みも もっと対応できる

9. 悪性腸腰筋症候群を 診断できるとよいワケ

左の腰から脚にかけて痛いです. じっとしていても痛いですが, 動くともっと痛いです.

現処方

- ・タペンタドール 300 mg/日, 分 2（12 時間おき）（1 週間前に 200 mg/日から増量）
- ・バクロフェン 30 mg/日, 分 3
- ・レスキュー薬：オキシコドン速放製剤 10 mg/回 ➡ 1 日 12 回使用していた
- ・ナルデメジン 0.2 mg/日, 分 1

PROBLEM LIST

\# 悪性腸腰筋症候群による, 股関節伸展時に増強する痛み, 発作痛

これで解決！ 次の一手

✚ オピオイドを十分にタイトレーション

➡ ヒドロモルフォン持続注射を開始し, 毎日増量し 1 週間後には 38 mg/日になった

➡ **股関節屈曲位の痛みは NRS 0 となった（ヒドロモルフォン徐放製剤 150 mg/日経口投与へ変更）**

✚ クロナゼパム 0.5 mg/日, 眠前を開始：残存する股関節伸展時痛, 発作痛に対して

➡ **夜間良眠でき, 片脚ずつなら股関節を伸展できるようになった**

→ **3 日後, クロナゼパム 0.75 mg へ増量し, 股関節伸展時痛は自制内に軽減し,**
発作痛も消失（バクロフェンの増量は無効だったため, 中止）

✚ 放射線治療

→ 40 Gy 施行

> 【その後の経過】
> ● 痛みは落ち着いていたが, 2 ヵ月後, 激しい痛みが再燃.
>   入院のうえ, メサドン 30 mg/日, 分 3 を導入. メサドンの増量ができない
>   期間は, ケタミン持続注射（48 mg/日）を併用. **メサドンを 1 週間ごとに**
>   **45 mg ➡ 60 mg まで増量することで鎮痛が得られる.** 以後ケタミン, ヒ
>   ドロモルフォンは減量, 中止し退院. クロナゼパムは継続.
> ● 3 ヵ月後, 病状進行により PS 4, 内服困難となり入院. **再びヒドロモルフォ**
>   **ン注にケタミン注を加えて使用することで鎮痛可能であった.**

ヒロユキさんの場合

● 60 歳台, 男性. 胃がん全摘出後再発, 化学療法終了後. eGFR
  80.0 mL/分, PS 2.
● 左腰部と左下肢の痛みに対して, 非オピオイド鎮痛薬を開始したが
  無効であった. 1 週間前にオキシコドン 10 mg/日, 分 2 で導入した
  が鎮痛が得られず, 緩和ケアチームに紹介された.

【緩和ケアチーム外来での治療経過】
● 股関節の伸展痛, 発作痛, 夜間の寝返りによる痛み.
● オキシコドン導入で便秘と悪心が生じていたこともあり, 下記処方
  に変更.
  ・ タペンタドール 50 mg/日, 分 2（12 時間おき）, バクロフェン
    10 mg/日, 分 2
● 股関節の伸展痛, 発作痛はほぼ消失し, 夜間良眠できるようになった.
● 5 ヵ月後, 痛みが再燃し入院.

🖊 アセスメント

- アセスメント時，右側臥位でうずくまっていた（股関節を屈曲した姿勢）

【左腰部〜臀部〜左大腿前面〜膝の痛み】

- 左腰部：鈍痛
- 臀部〜下肢：電気が走るような，ジンジン，ピリピリ，発作痛（5分程度持続）が1日2〜3回ある．感覚鈍麻を伴う
- 安静時痛：座位・股関節屈曲位では NRS 5
- 体動時痛：股関節を伸展して5分くらい経過すると NRS 8（再び屈曲位に戻して5分すると NRS 5 に戻る）
  前傾姿勢でなんとか歩行している．夜，無意識に股関節を伸展してしまったときに痛みで中途覚醒してしまう
- 薬の効果：外来でバクロフェンを 30 mg/日まで増量しているが，眠気が生じる一方，有効感がない
- 目標：安静時痛 NRS 1〜2．日常生活が円滑にできるようになりたい．中途覚醒せずに眠りたい

【CT】

- 傍大動脈リンパ節転移と腸腰筋浸潤を認める（図1）

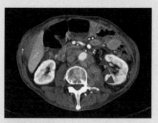

図1 CT
傍大動脈リンパ節転移とそこから左腸腰筋内に腫瘤が広がっている（矢頭）．

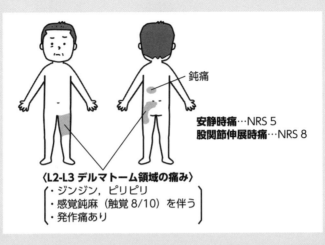

鈍痛

安静時痛…NRS 5
股関節伸展時痛…NRS 8

〈**L2-L3 デルマトーム領域の痛み**〉
・ジンジン，ピリピリ
・感覚鈍麻（触覚 8/10）を伴う
・発作痛あり

→ 悪性腸腰筋症候群による侵害受容性疼痛，筋攣縮の痛み，神経障害性疼痛のマネジメントが必要

📩 **メッセージ 1**　　横になりうずくまる姿勢をみたら
　　　　　　　　　悪性腸腰筋症候群（MPS）を疑う

　悪性腸腰筋症候群（MPS）とは，**悪性腫瘍が腸腰筋（図 2）に浸潤**して特徴的な症状をきたすものです．腸腰筋浸潤そのものによる**腰部の侵害受容性疼痛**に加えて，**筋攣縮の痛み**と**神経障害性疼痛**を合併することが特徴です．

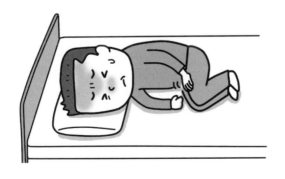

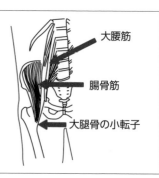

- 大腰筋と腸骨筋からなる．大腰筋は，Th12-L5 の椎体から，腸骨筋は腸骨窩全域から起こる
- 下方で1つになり，鼠径靱帯の下を通って，大腿骨の小転子に付着する

大腰筋

腸骨筋

大腿骨の小転子

図2　腸腰筋の解剖

［余宮きのみ：ここが知りたかった緩和ケア，改訂第2版，南江堂，東京，p.135，2019より引用］

　腸腰筋は，股関節を屈曲させる主要な筋肉であるため，腸腰筋浸潤により**股関節の伸展痛（筋攣縮による痛み）**が生じます．結果的に，**股関節は屈曲固定**となります．ヒロユキさんのようにベッド上で**側臥位，うずくまるような姿勢をみたら，MPS を疑います**．

　加えて，腰神経叢は第1〜4腰椎（L1-L4）より走行し，腸腰筋に隣接しているため，腸腰筋浸潤により**L1-L4 デルマトームに一致した領域に神経障害性疼痛**が引き起こされます．

　腸腰筋の位置から理解できるように，婦人科がん，泌尿器科がんのような骨盤内腫瘍，下部消化管がん，傍大動脈リンパ節転移の増大などで生じやすく，決してまれではありません．

メッセージ 2　MPS を診断できると，その後の適切なケアが可能に

痛みの原因をきちんと診断することは，治療選択に迅速性と適格性をもたせることができ，患者の苦痛な時間を最小限にすることに役立ちます．

　これを MPS の場合で説明してみましょう．がん患者が**脚と腰の痛みを訴えたとき，原因として脊椎転移，骨盤内リンパ節転移，腸腰筋症候群といった複数の可能性**があがります．そして，複数の原因が重複していることも多いでしょう．このような痛みに対して，たとえば放射線治療を計画するときに，腰椎転移，リンパ節転移，腸腰筋腫瘍，いずれの照射を優先すべきなのか**的確に判断するには**，

腸腰筋浸潤による症状を知っていることが必要です.

　また，MPS だと診断していれば，股関節の屈曲固定が筋攣縮による痛みだと判断できるので，筋弛緩作用のある薬剤（バクロフェンなど）を選択肢にあげることができます．そして，難治性疼痛になる可能性が高い（p.136 I-D-4 の表 2 参照）という判断もできるので，早めにメサドンを導入するといった対応もできるのです．

　このようにがん患者は，多様な原因で痛みを生じるため，その 1 つの類型として MPS を知っておくことの意義は大きいといえます.

✉ メッセージ *3*　MPS の治療は 3 つの痛みから考える（図 3）

　診断しても，MPS に特化した決定的な治療法がある訳ではありません．筆者は，痛みを**表 1** のように 3 つに分類して必要な薬剤を選択しています.

1. 侵害受容性疼痛

　腫瘍浸潤そのものによる侵害受容性疼痛には，通常のオピオイド鎮痛薬や非オ

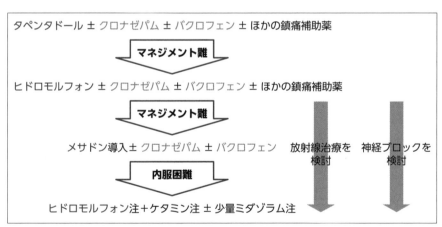

図3　悪性腸腰筋症候群の治療過程のイメージ（例）

筋弛緩作用をもつ鎮痛補助薬として，クロナゼパムとバクロフェンのどちらを選択するか，基準はありません．クロナゼパムは $GABA_A$，バクロフェンは $GABA_B$ と作用機序が異なりますので，一方が無効でも他方が有効であったり，併用が有効なこともあります．面白いことに，患者により，有効な薬が異なります.

表1 悪性腸腰筋症候群の痛みの種類と治療例

痛みの部位	痛みの種類	治療例		
		まずは…	うまくいかない ときは…	適応に 応じて…
下腹部，腰， 臀部，大腿部 （腸腰筋）	侵害受容性疼痛	•非オピオイド鎮痛薬 •オピオイド •コルチコステロイド	—	化学療法 放射線療法 神経ブロック
股関節の屈曲 固定 （伸展すると 痛みが増強す る）	筋攣縮の痛み		筋弛緩薬 •クロナゼパム •ジアゼパム •バクロフェン	
L1-L4 支配領 域の神経症状 （感覚異常を 伴う痛み）	神経障害性疼痛		鎮痛補助薬 •抗痙攣薬 •ガバペンチノイド •抗うつ薬 •NMDA 受容体拮抗薬	

ピオイド鎮痛薬を用います．特に安静時痛に対しては，オピオイドのタイトレーションを十分行います．オピオイドの種類は何でもよいのですが，神経障害性疼痛を合併することから，**タペンタドール**はよい選択肢になるかもしれません．ただし，高用量のオピオイドが必要になった場合には，ほかのオピオイドを使用する必要が出てきます．

2. 股関節の伸展痛

筋攣縮による痛みなので，**筋弛緩作用**のあるバクロフェンかクロナゼパム，内服できないなら鎮静を生じない少量のミダゾラム注（p.21 I-A-3のメッセージ3，p.241 II-B-5参照）を試します．

3. 神経障害性疼痛

L1-L4 のデルマトームに沿った神経障害性疼痛には，**鎮痛補助薬**を用います．どうしても多剤併用になるので，まずは筋弛緩作用のあるクロナゼパムやバクロフェンで効果をみて，鎮痛不十分なら，ほかの鎮痛補助薬を試すのもよいでしょう．

その他の治療としては，症例報告レベルですが，放射射線治療，メサドン，その他の鎮痛補助薬（抗痙攣薬，ガバペンチノイド，抗うつ薬，ステロイド，ケタ

ミンなど），持続硬膜外ブロックの報告が散見され，筆者も適宜使用しています．
特に鎮痛に難渋するようになったら，放射線治療とメサドンを積極的に検討し，
必要に応じて持続硬膜外ブロックを行っています．

Ⅱ

もっとうまくいく
痛み以外の
症状のマネジメント

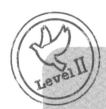

A やっぱりアセスメント

1. その腹痛は何のせい?

昨日は便秘で眠れなかった. あーつらい, お腹が気持ち悪い. 今って2000何年ですか? あれ, また変なこといってるって思われるかな.

腹痛でレスキューが頻回だったのでベースアップしたのですが…. 増量したら, 昨晩から過活動型のせん妄になってしまいました! 夜は便意が強くて, 何度もトイレに行きたがります.

現処方

・腹痛に対してヒドロモルフォン持続注射 14.4 mg/日まで増量
・長らく便秘傾向であったが, 内服困難になったため, 緩下薬(ナルデメジン, 酸化マグネシウム, 大腸刺激性下剤)を含めて内服薬はすべて中止されている. その後, ほぼ毎日摘便や浣腸(オリーブ油とグリセリンを日により交代)をしていたが, 少量の水様~泥状便のみであった
・3日前からピコスルファート 4 mg(8滴)/日, 眠前にて開始されている

PROBLEM LIST

便秘による腹痛, 不眠
オピオイドによるせん妄

これで解決！ 次の一手

＋ 日中は積極的に排便マネジメント

➡ 以下の通り処方した

- ・ベタメタゾン 8 mg/日，分 1 皮下注射，3 日間（排便が得られた時点で終了を予定）
- ・リナクロチド 1 錠，朝 1 回（飲食は少量しており，少量の内服であれば可能）
- ・グリセリン浣腸

➡ 上記 3 つを同時に行ったところ，大量の有形便の排出が得られた

＋ 夜間は眠れるように睡眠マネジメント

➡ 向精神薬で調整（本症例ではベンゾジアゼピン系薬とクロルプロマジン持続皮下注射）を行った〔本症例ではミダゾラム 1 mg/時（20 時〜 4 時）とクロルプロマジン 1 mg/時（16 時〜 0 時）持続皮下注射．使用する時間は適宜調整〕

➡ 日中に排便が得られたため，夜間の便意は消失した．便意が消失したため，定期オピオイドを減量したところ，せん妄が改善し，向精神薬も減量した

ユウキさんの場合

- 40 歳台，男性．悪性胸膜中皮腫，腹膜播種（腹壁は板状硬化）．るいそう，衰弱が著しく PS 3．化学療法は 2 ヵ月前に終了．
- 直腸診で硬便を触れるものの摘便は不可能で，なかなか排出できず強い便意で苦しむようになった．ピコスルファートも開始したが排便なく，日に日に便意は増強した．同時に腹痛も強くなりレスキュー薬を頻回に使用するようになったため，定期オピオイドを増量．
- 定期オピオイドの増量とともに日中眠気が強くなり，夜間は過活動型せん妄になってしまった．

🗒️ アセスメント

● せん妄発症前のカルテから情報収集

・腹部 CT 上，腹膜に数ヵ所の播種腫瘍（1 cm 大），少〜中等量の腹水がある

・腹部単純 X 線（**図1**）にて，横行結腸，下行結腸内に固形便の貯留が広範囲に認められ，上行結腸は 13 cm 程度にわたって直径 6 cm 程度のガス像が連続してみられる

・ユウキさんは「昨日はお通じがなくて眠れなかった．日中便が出た日はよく眠れる」と話していた

→ 便秘になると，夜間に腸蠕動が亢進し腹痛・便意で不眠になっていたのかもしれない

● オピオイドのレスキュー薬（1 日量の 5％量）を使用すると眠ってしまう

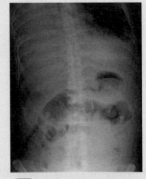

図1 腹部単純 X 線（臥位）

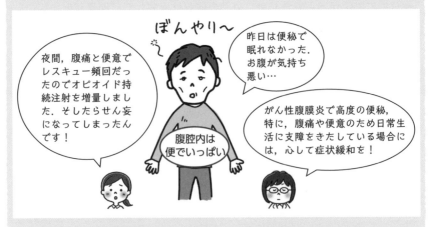

→ 過活動型せん妄の原因は，オピオイドの過量投与に便意が加わったものと考えられる．排便マネジメントとオピオイドの減量が必要．排便マネジメントが得られるまでは睡眠マネジメントも必要

→ 以下のように，便秘からせん妄へのスパイラルが生じていた！

腹膜播種や食事量/体力の低下
→ 便秘 → 大腸刺激性下剤
→ 夜間に増強する腹痛＋便意
→ 頻回のレスキュー → オピオイドの過量投与
→ せん妄・過度な眠気 → …

ボーッ

 メッセージ **1** "便秘による腹痛" にオピオイドだけで対処しない！

　がん患者が腹痛を訴えたとき，オピオイドがどんどん使用され，鎮痛が得られないばかりか，せん妄になってしまう残念な症例が少なからず経験されます．このような症例のなかには，**便秘による腹痛と蠕動痛**の場合があります．特にがん性腹膜炎がある患者では，腹痛≒がん疼痛と早合点されやすいので，注意が必要です．

　がん患者が「お腹が痛い（特に下腹部痛）」といったら，必ず**排便状況の問診をしましょう**．もし排便が得られていなければ，腸閉塞はないか，腹部所見（身体所見と画像所見）を確認したうえで排便マネジメントを行います．**腹痛の原因が便秘**であるにもかかわらず，単に"がん疼痛"としてオピオイドが増量され，ますます便秘になって腹痛が強くなり，オピオイドの過剰投与でせん妄になってしまうような事態は避けたいものです．

 メッセージ **2** 排便マネジメントは早期から

　がん性腹膜炎や腸管狭窄のある患者が高度の便秘をきたすと，下記のような症状を呈し難渋することになります．

①夜間，または明け方に強い蠕動痛や便意が生じる
②食直後に強い蠕動痛や便意が生じる

　①のように腹痛のために夜間不眠になる場合には，下記のような対応を行い，夜間はきちんと眠れるようにします．

a.	緩下薬や便処置は，くれぐれも夜間に影響を与えない時間帯にする
b.	必要に応じて眠前にブチルスコポラミンを使用する（例：ブチルスコポラミン 10 mg 内服または皮下・静脈内投与）
c.	睡眠薬について検討する

②のように，食直後に蠕動痛や便意が生じて食事もできなくなるような場合には，

a.	分割食（1 回の食事量を数回に分けて食べる）を指導する
b.	a.でも症状がひどい場合には，ブチルスコポラミンの使用を検討する（ただし，排便マネジメントがうまくいかなくなることがあるので，屯用にとどめるか，薬効をきちんと評価しながら使用する）

ブチルスコポラミンで腸の動きを止めたら余計に便秘になるではないか！ と思われることでしょう．もちろんできる限り控えたいのですが，蠕動痛と便意のため日常生活もままならず強い苦痛がある場合にはやむをえません．このように，排便マネジメントを積極的に行う必要があるのにブチルスコポラミンを使用せざるをえなくなる前に，**特にがん性腹膜炎や腸管狭窄のある患者では，早い時期から排便マネジメントをきちんと行うべきなのです**．

✉ メッセージ 3　排便マネジメントの武器は多種多様

排便マネジメントの原則は，下記に集約されます．

①日中の積極的な排便マネジメント（特に経直腸的処置は午前中に行う！）
②夜間の蠕動痛・便意で不眠になる場合には，積極的な睡眠マネジメント

排便マネジメントに用いる武器は，今では多種多様にありますので，あらゆる手段を考慮するなど心してあたりましょう．また，本症例のように**腹膜播種がある場合などでは，ステロイドにより排便がうながされる**ことを経験します．これは，ステロイドによる抗浮腫・抗炎症作用なのか，ステロイドで食欲が出て食べられるようになったり，活気が出て動けるようになるために腸蠕動がうながされ

るのか，機序は不明です．ステロイドによる弊害がない患者（高齢，耐糖能異常
など．p.247 II-B-6 参照）であれば，排便マネジメントに困ったときにステロイ
ドの使用を検討します．

A やっぱりアセスメント

2. 悪心の原因はオピオイド？

咳止め（ヒドロモルフォン徐放製剤）を増やした後に吐き気が出てきたので，自分で咳止めを減らしました．でも吐き気は変わらなくて．1日1口食べるのがやっと．食べるとすぐ吐くし，食べなくても唾を吐くし．2週間で痩せてきちゃって，「これはヤバい！」と思って入院しました．さっき吐いたばかりなので，今は少し楽です．

 オピオイド増量による吐き気で入院しました．

現処方

- ・ヒドロモルフォン徐放製剤 18 mg/日，分 1（自分で 24 mg/日から減量）
- ・ナルデメジン 0.2 mg/日，分 1（自己判断で中止している）
- ・屯用：リナクロチド 0.25 mg/日，分 1 を自分で半分にして使用

PROBLEM LIST

便秘による悪心・嘔吐
肺転移による咳嗽

これで解決！ 次の一手

+ 悪心の原因検索 ：問診（排便状況のチェック），腹部 X 線撮影，血液検査所見など

＋ ヒドロモルフォンを経口剤から持続注射とし，制吐薬としてヒドロキシジン注 30 mg/日程度を混注

➡翌日から悪心は消失し食欲も回復

＋ 排便マネジメント

➡経直腸的処置の後，最終的な定期内服薬を酸化マグネシウム 1 g/日，分 2 リナクロチド 0.5 mg/日，分 1，ナルデメジン 0.2 mg/日，分 1 とした．屯用：ピコスルファート内用液 0.75％ 15 滴（7.5 mg）

【悪心の原因に対応する─排便マネジメント】（図 1）

- **第 1 段階**：直腸内の糞便処置─経直腸的処置
  坐剤では排便が得られずグリセリン浣腸を施行したが，ごく少量の排便（硬便）しか得られず．

- **第 2 段階**：便秘治療薬の試行錯誤
  酸化マグネシウム 1 g/日＋リナクロチド 0.5 mg/日を再開したうえで，グリセリン浣腸を行ってはじめて，排便（硬便の後，大量の有形軟便）が得られた．腹部単純 X 線上，糞塊は依然貯留あるものの改善がみられた（図 1b）．その後 4 日間排便がみられず腹部膨満もあり，**エロビキシバット 2 錠**を追加したところ，当日，少量の自然排便（有形軟便）が得られた．

- **第 3 段階**
  その後 6 日間排便がないため，**ピコスルファート内用液 0.75％ 10 滴（5 mg）**を使用するが翌日排便なし．サユリさんはナルデメジンで以前に下痢と腹痛を体験したことからナルデメジンへの印象が悪かったが，ナルデメジン開始の同意が得られる．エロビキシバットを中止し，**ナルデメジンを開始．**ナルデメジン内服 3 時間後に，軽度の腹痛とともに大量の自然排便（少量の硬便の後，大量の有形軟便）が得られた（図 1c）．結果的に，酸化マグネシウム 1 g，リナクロチド 0.5 mg，ナルデメジン 0.2 mg の定期的な投与に加えて，2 〜 3 日排便がなければピコスルファート内用液 0.75％ 15 滴（7.5 mg）にて良好な排便マネジメントが得られた．

＋ 咳に対してヒドロモルフォンのタイトレーション

➡ヒドロモルフォン徐放製剤 50 mg/日，分 1 にて良好なマネジメントが得られた

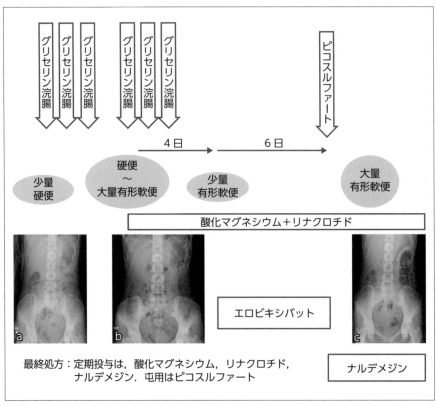

図1 サユリさんの排便マネジメントの経過

図中のテキスト：

グリセリン浣腸　グリセリン浣腸　グリセリン浣腸　グリセリン浣腸　グリセリン浣腸　グリセリン浣腸　ピコスルファート

4日　　6日

少量硬便

硬便〜大量有形軟便

少量有形軟便

大量有形軟便

酸化マグネシウム＋リナクロチド

エロビキシバット

最終処方：定期投与は，酸化マグネシウム，リナクロチド，ナルデメジン．屯用はピコスルファート

ナルデメジン

a　b　c

サユリさんの場合

- 30歳台，女性．肺がん．肺内転移，リンパ節転移，多発骨転移．四次化学療法中．PS 0.
- 2ヵ月前から咳が増悪し，それまで疼痛治療として使用していたヒドロモルフォンのレスキューが有効であるため，1ヵ月前にヒドロモルフォン徐放製剤を18 mg/日から24 mg/日に増量した．咳は楽になったが，悪心・嘔吐と食欲不振のため，1週間前に患者の判断で18 mg/日に減量．咳は再び悪化し，悪心・嘔吐も軽減しないため緊急入院．緩和ケアチームへ紹介された．

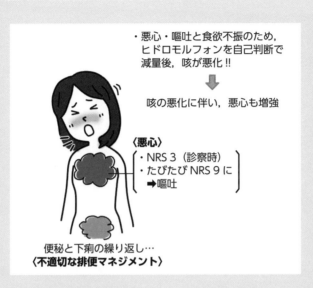

・悪心・嘔吐と食欲不振のため，ヒドロモルフォンを自己判断で減量後，咳が悪化!!

⬇

咳の悪化に伴い，悪心も増強

〈悪心〉
・NRS 3（診察時）
・たびたび NRS 9 に
➡嘔吐

便秘と下痢の繰り返し…
〈不適切な排便マネジメント〉

【悪心】

● 持続的．診察時 NRS 3 だが，たびたび NRS 9 となり，嘔吐していた

● 食べていないときは，空嘔吐，食後は食物残渣を嘔吐していた

➡ 悪心の原因を探るとともに症状のマネジメントが必要

〈悪心の原因検索〉

①悪心の発症時期を確認➡「いつから吐き気が出ましたか？」と質問したところ，「1ヵ月前から」という返答．つまり，**ヒドロモルフォン増量前から悪心があった！**ということで，悪心は，**ヒドロモルフォン増量以外の原因がありそう！**と判明

②排便状況をチェック➡3〜4日に1回，少量の硬便と水様便．硬便はいきんで出すが，水様便は何度もトイレに通うことになり不快だった．つまり，便秘と溢流性下痢だった．実際に，排便後には悪心が軽減する体験をしていた

③腹部画像所見➡異常なニボーなど"腸閉塞"や"腸管の狭窄"を示唆する所見はない．腹部単純 X 線では，最大径 6 cm に拡張した下行結腸から直腸にかけて糞塊を認める（図 1a）

④その他の悪心の原因をチェック➡血液検査上，悪心の原因となりうる電解質異常，肝腎機能障害の悪化はなく，最近のCTでも脳転移はみられていない（図2）

➡ **悪心の原因は便秘と判明**

【排便状況と下剤の使用状況】

● 4日間排便なく，便秘の自覚がある．以前からナルデメジンを処方されていたが，抗がん薬などオピオイド以外の原因もあり便秘であった．酸化マグネシウム2g/日を併用していたが，次第に効果を実感できなくなったため，リナクロチド1錠（0.25mg）を使用したところ，大量の排便が得られた

● 以降，リナクロチド半錠とナルデメジンを屯用で自己調整していた．その結果，2ヵ月くらい前から，排便のマネジメントがうまくいかなくなっていた

● 排便マネジメントがうまくいかなくなった理由を質問したところ，ナルデメジンやリナクロチドを服用すると，硬便の後の長引く水様便のため，何度もトイレに通う苦痛からこれらの服用を躊躇しがちであったことが判明

> 本来，ナルデメジンは継続的に使用する薬なのだけれど，屯用で使われてしまった！ 屯用で使うたびに，オピオイドの退薬症状による下痢が生じてしまって…．それじゃあ，ナルデメジンを使うのも躊躇するなぁ….

➡ **不適切な便秘治療薬の使用により便秘と下痢を繰り返していた**

【呼吸器症状】

● 1年前から痛みで使用していたヒドロモルフォン徐放製剤を18mg/日から24mg/日へ増量したところ，咳は軽減していた（3週間程度24mg/日で内服）．自己判断で18mg/日に減量してからは，再び咳が強く，咳のため悪心も増強していた

➡ **咳に対するオピオイドのタイトレーションが必要**

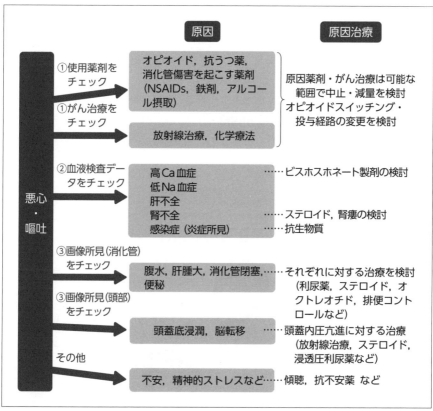

図2 悪心・嘔吐の原因を考え，原因治療を検討する

カルテで①薬剤・がん治療，②血液検査データ，③画像所見を確認し，原因治療を進める．

[余宮きのみ：ここが知りたかった緩和ケア，改訂第2版，南江堂，東京，p.184，2019 より引用]

メッセージ 1　悪心の原因はオピオイドだけとは限らない

　悪心のあるがん患者，といったら即！「オピオイド以外の原因がないか？」と反射的に考えるくらいにしましょう．原因検索には，**悪心の発症時期**が重要になります．

　オピオイドを開始または増量したタイミングで悪心が出現すると，"オピオイドによる悪心""オピオイドだけが悪心の原因"と結論づけたくなってしまうものです．けれど，進行がん患者における悪心には，オピオイド以外にも多様な原因

や病態があることを忘れてはなりません（**図2**）．また，複数の原因が重なってはじめて悪心が出現することもあります．背景に便秘や高カルシウム血症があり，そこにオピオイドが加わったことではじめて悪心が顕在化することはよく経験されます．

　サユリさんのように安易にオピオイドを減量してしまうと，それまでせっかく緩和されていた痛みや呼吸器症状が再燃します．加えて，悪心の他要因に対する治療が行われていなければ悪心も持続することになりますから，苦痛は倍増することになります．

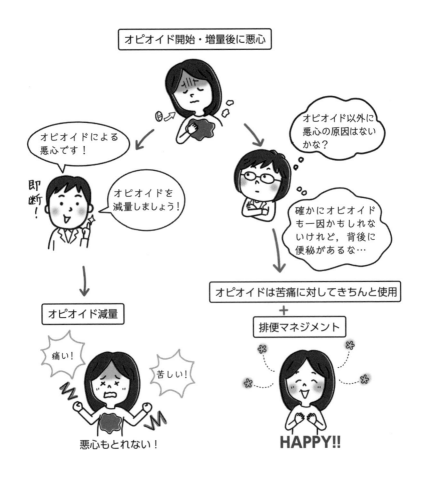

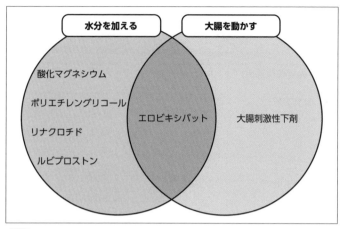

図3 便秘治療薬の作用のイメージ

![メッセージ] **メッセージ 2** 患者が納得できる排便マネジメント

　緩下薬が効きすぎて服薬をためらうようになると，かえって便秘になります．現在はさまざまな緩下薬が使用できるようになっているので，個々の患者に適した工夫ができるようになっています．緩下薬を使いこなすコツは，**緩下薬と便形状の関連をきちんと評価して患者と共有する**ことです．

　便秘は，病態により**大腸通過時間遅延と便排出障害に分類**されますが，**がん患者では双方の病態が混在していることが多く**，その場合には**複数の作用機序の緩下薬が必要**となります（図3，表1）．

![メッセージ] **メッセージ 3** 呼吸器症状がある場合は便秘に注意

　なんとなく，便秘の難治例は消化器がん，と思ってしまうのですが，実は肺がんなどで呼吸器症状がある患者こそ，排便マネジメントに難渋します．労作時呼吸困難のため運動量が減少しやすいこと，いきめないことなどが理由の一部と考えられます．

　肺がん患者など，呼吸器症状のある患者では，特に排便マネジメントに留意するようにしましょう．

表1 緩和ケアで使用される便秘治療薬

分　類		一般名	商品名	主な作用部位
末梢性オピオイド受容体拮抗薬		ナルデメジン	スインプロイク®錠	全消化管
浸透圧性下剤	塩類下剤	酸化マグネシウム	マグミット®錠 重カマ	
	糖類下剤	ラクツロース	ラクツロース・シロップ ラクツロース経口ゼリー	
	高分子化合物	ポリエチレングリコール	モビコール®	
分泌促進薬	グラニル酸シクラーゼC受容体アゴニスト	リナクロチド	リンゼス®	小腸〜大腸
	クロライドチャネルアクチベーター	ルビプロストン	アミティーザ®	小腸
分泌・蠕動誘発薬	胆汁酸トランスポーター阻害薬	エロビキシバット	グーフィス®	回腸末端
大腸刺激性下剤		アントラキノン系誘導薬	プルゼニド®錠 アローゼン®錠	大腸
		ジフェニール系誘導薬	ラキソベロン®液，錠	
消化管運動改善薬		モサプリドクエン酸塩	ガスモチン®錠	胃〜消化管
坐剤		炭酸水素ナトリウム	新レシカルボン®坐剤	直腸
		ビサコジル	テレミンソフト®坐薬	大腸

主な作用と特徴	使用上の注意
・消化管のオピオイド受容体をブロックすることにより，オピオイドによる便秘を抑制する	・オピオイドの退薬症状による下痢に注意する
・浸透圧作用により腸管内への水の移動を促進し，便を軟化させる ・効果発現は緩徐で，数日を要する	・長期投与や腎障害のある患者では，高 Mg 血症をきたすことがあるので，高用量の投与は避け，定期的に血清 Mg 値を測定する ・PPI，H_2 受容体拮抗薬などの胃酸分泌を抑制する薬剤と併用すると，酸化マグネシウムの効果が減弱するなど，薬物相互作用に注意が必要である（p.49 I-B-5 表 3 参照）
・浸透圧作用により大腸内への水の移動を促進し，便を軟化させる．また，分解産物の有機酸が大腸運動促進作用をもつ ・高アンモニア血症の症状を改善させる作用をもつ ・効果発現は緩徐で，数日を要する	・安全性が高い，透析患者へのエビデンスがある
・浸透圧により保持された水分が大腸に到達し，便を軟化させる．また便容積が増大することで生理的な大腸蠕動が促進される ・吸収されないので，腎機能低下例でも使用できる ・効果発現は緩徐で，数日を要する	・一包あたり 60 mL 以上の液体で溶解して内服する必要があるため，水分摂取が困難な患者には不向き．またやや塩味があるため，味の点で苦手とする患者では，溶解するものを工夫する必要がある
・腸液分泌を促進する，内臓知覚過敏を改善させる作用もある ・ほとんど吸収されず，未変化体で糞便中に排泄されるため，腎機能低下時の減量基準はない ・24 時間以内に効果が発現する	・食前投与が基本．食後に服用すると作用が増強する
・腸管内の水分を増加させ，便の軟化，腸管内の便輸送を高める ・ほとんど吸収されず，未変化体で糞便中に排泄されるため，腎機能低下時の減量基準はない ・24 時間以内に効果が発現する	・副作用として悪心・嘔吐が問題となることがある．特に若年女性で多いことが知られている．悪心の副作用を防ぐために，食直後に内服するとよい
・胆汁酸の再吸収を一部抑制し，大腸への胆汁酸流入量が増加することで，大腸粘膜からの水分分泌と大腸蠕動が促進される ・ほとんど吸収されず，未変化体で糞便中に排泄されるため，腎機能低下時の減量基準はない ・24 時間以内に効果が発現する	・食後分泌される胆汁酸による効果のため，食前 30 分以内に服用しないと効果が減弱する ・大腸蠕動促進作用を併せ持つため，特に投与初期には腹痛を生じることがある ・胆汁酸の排泄が少ない患者*では，効果が得られにくい可能性がある（*食事量が少ない，重度の肝機能障害，胆道閉塞，胆汁酸製剤の併用）
大腸の蠕動促進，腸管からの水分吸収を抑制する	・器質的な腸閉塞がある患者では，腸管穿孔や蠕動痛のリスクがあるため，使用しない ・連用による薬剤耐性が生じるため，本来，屯用で使用すべき薬剤である（『慢性便秘症診療ガイドライン 2017』，南江堂）
コリンの遊離促進により，消化管運動，胃排出を促進する	
腸内に炭酸ガスを発生し，大腸蠕動運動を亢進させる	・器質的な腸閉塞がある患者では，腸管穿孔や蠕動痛のリスクがあるため，使用しない
大腸粘膜の副交感神経に作用して蠕動を促進し，腸粘膜への直接作用により排便反射を促進する	

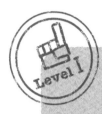

3. 眠気・せん妄は オピオイドのせい?

今日はぼーっとしていて会話が少しチグハグです．昨日，オピオイドを増量したからでしょうか．
でも痛みに対してレスキュー薬を使っていて，レスキュー薬は効いています．

痛みはいいわね．でも，今日はだるくて意欲も急になくなってしまって，何かしていてもすぐ寝てしまう．いつまでもこんな状態なら，早く逝ってしまいたいわ．

現処方

・ヒドロモルフォン徐放製剤 6 mg/日，分 1（前日 4 mg/日から増量）
・レスキュー薬：ヒドロモルフォン速放製剤 1 mg/回
・ナルデメジン 0.2 mg/日，分 1

PROBLEM LIST

持続痛に対する定期オピオイド増量の翌日に生じた眠気とせん妄

　これで解決！　次の一手　

眠気とせん妄の原因検索：ただちに血液検査
→血清 Ca 値（補正）は 12.5 mg/dL と高カルシウム血症を認めた

＋ゾレドロン酸 4 g を点滴静注*

→入院直前まで ADL は自立しており，眠気の改善により QOL の向上が見込まれたため投与

→ゾレドロン酸投与 4 日後より眠気，せん妄は消失し，7 日後には血清 Ca 値（補正）は正常値に回復した

*高カルシウム血症の治療：骨粗鬆症や副甲状腺切除後，デノスマブ（ランマーク®）投与している患者ではビタミン D 製剤を服用していることがあり，高カルシウム血症の一因となっていることがあるので，その場合にはビタミン D 製剤を中止する

ハナコさんの場合

- 70 歳台，女性．歯肉がん術後再発，がん性リンパ管症，胸膜浸潤，化学療法終了．
PS 2．eGFR 67.0 mL/分．1 ヵ月前の生化学検査では，電解質異常はなかった．

- 1 ヵ月前から胸膜浸潤による鈍痛で経口ヒドロモルフォンを 2 mg/日から開始し，4 mg/日まで増量．痛みは軽減傾向で，レスキュー薬を 6 〜 8 時間ごとに 1 日 3 回使用していた．レスキュー薬を使用すれば痛みはほとんど消失するが，6 時間くらいで効果が切れてくるので，本当は 1 日 4 回使用したいと思いながら痛みを我慢していた．

- 数日前から体力低下と食欲低下を自覚し，横になって過ごすことが多くなっていた．そのため，疼痛マネジメントも兼ねて入院．緩和ケアチームに紹介され，前日，ヒドロモルフォンを 4 mg/日から 6 mg/日へ増量した．

アセスメント （オピオイドを増量した翌日）

【眠気，あるいは軽度のせん妄】

- 声をかければ容易に開眼するが，刺激がなければ眠っている．問いかけや指示に対して緩慢ではあるが，適切な応答はできる．視線は若干，合いづらくなっている

- 本人からは，眠気，倦怠感の増強，意欲低下の訴えがある
- 財布からお金を全部出してはしまうなど，行動にチグハグな印象があるが過活動な様子はない

【痛み】
- オピオイドの増量により痛みの軽減を自覚している
- 鎮痛薬の切れ目の痛みも軽減しているが残っている．レスキュー薬は1日2回必要としており，鎮痛効果が得られている

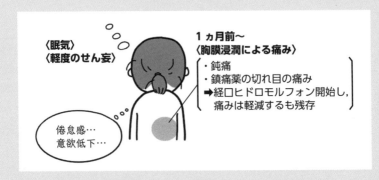

〈眠気〉
〈軽度のせん妄〉

倦怠感…
意欲低下…

1ヵ月前〜
〈胸膜浸潤による痛み〉
・鈍痛
・鎮痛薬の切れ目の痛み
➡経口ヒドロモルフォン開始し，痛みは軽減するも残存

➡ オピオイドを増量した翌日に，眠気やチグハグな発言が生じたので，オピオイドの増量が原因だと考えられている．しかし，ヒドロモルフォンの1日総投与量（定期薬＋レスキュー薬）はそれほど変わらない．レスキュー薬も必要としており有効である．眠気とせん妄に対応するには，オピオイド以外の原因検索が必要

✉ メッセージ 1　高カルシウム血症は見逃されやすい

　高カルシウム血症の症状は非特異的です（表1）．そのため，単なる体調不良や衰弱，オピオイドの副作用，脳転移の悪化などとして，**進行がんで見逃されやすい症候**の代表的なものです．

　がん患者では高カルシウム血症を常に念頭におき，**日常的にCa値をモニタリングする**ことが何よりも大切です．理由として以下があげられます．

表1 高カルシウム血症の症状

軽度 (11.9 mg/dL 以下)：集中力の低下，無気力，抑うつ
中等度 (12 〜 13.9 mg/dL)：食欲不振，倦怠感，悪心・嘔吐，便秘，多尿，筋力低下
重度 (14 mg/dL 以上)：せん妄，意識の低下，脱水，腎機能障害
● 生理的に意味をもつ Ca 値は，アルブミン (Alb) 値で補正する必要がある
　補正 Ca 値 (mg/dL) ＝実測 Ca 値 (mg/dL) ＋ 4 －血清 Alb 値 (g/dL)

①高カルシウム血症は，急激に発症することがある➡症状が出現した後の血液所見が必要
②傾眠傾向やせん妄は，誤嚥性肺炎など致死的な合併症につながるだけでなく，重度の高カルシウム血症そのものが腎不全を引き起こすなど致死的になる
③ビスホスホネート製剤により治療可能なことが多い

　ハナコさんの場合，高カルシウム血症を見逃していたらどうなっていたでしょうか．そのまま中枢神経症状の原因はオピオイドと判断され，オピオイドが減量されたら，痛みで苦しむことになっていたでしょう．高カルシウム血症の治療を行うことで，高カルシウム血症による症状（倦怠感，食欲不振，悪心・嘔吐，便秘，抑うつなど）のマネジメントに寄与できました．**がん患者で眠気やせん妄，意識障害が出現したら，ただちに血液検査で電解質異常や肝腎機能障害をチェックする**のは鉄則です（p.10 I-A-2 の表 1 参照）．

メッセージ 2　単純に Ca 値を正常化させればよいわけではない？

　高カルシウム血症は終末期に生じることが多いことから，Ca 値を正常化させ意識レベルが回復すると，かえって苦痛が強くなることがあります．予後や高カルシウム血症以外の苦痛症状を勘案し，治療するかどうかチームで話し合うことも，時に必要になります．

A やっぱりアセスメント

Level I

4. 1回の点滴でソワソワ, 落ち着かない

昨日, 点滴を落とし始めて10分したら, ソワソワ, 落ち着かなくなりました. 起きたり寝たりして, そのうち手が震えてきて. これはおかしいと思って, ナースコールを押しました. 看護師さんは「え?」という感じで意味がわからない様子でした.

とにかく, じっとしていられなくて苦しいので, 点滴を中止してほしいといいましたが, 医師の指示だから途中で止められないようでした. 看護師と押し問答しているうちにも, どんどん点滴は落ちちゃって, そのうち全部入ってしまって. 一晩中, 寝たり起きたりして, 一睡もできませんでした.

明け方になって, 眠気が勝って4時間くらい寝たようです. お昼前に目が覚めましたが, まだソワソワが残っています. 吐き気はまったく和らぎません. 吐き気止めの点滴なのに, 吐き気は変わらなくてつらい思いだけしたって感じです. あの点滴だけは, もう絶対にやめてください!

現処方

〈悪心時〉
・ハロペリドール 5 mg ＋生理食塩水 100 mL 点滴静注

PROBLEM LIST

\# 化学療法による遅発性悪心

\# ハロペリドールによるアカシジア

これで解決！ 次の一手

＋ ハロペリドールは中止

＋ 5%ヒドロキシジン 4 mL（200 mg）＋ミダゾラム 4 mL（20 mg），
0.05 mL/時，持続注射：悪心対策として

→ ミダゾラムは悪心対策（p.213 Ⅱ-B-1 参照）だけではなく，アカシジア対策
も兼ねて処方

→ 開始時，レスキュー薬を使用したところ，悪心は軽減．翌日には，アカシジ
アも悪心も軽減し，持続注射は終了し退院

ミチルさんの場合

- 40 歳台，女性．子宮頸がん．PS 0.
- 2 日前に化学療法を行い退院したが，強い悪心が生じたため昨晩，
再入院．
- 入院後，ハロペリドールを点滴静注したが，悪心が緩和せず不安も
強いとのことで，緩和ケアチームへ紹介された．

アセスメント

胸がザワザワしたり，脚がソワソワしたりしますか？

まさに，その通りです！

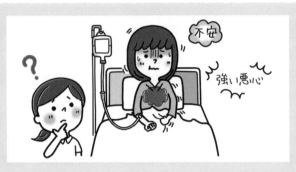

→ アカシジアが発症しているので，悪心に加えアカシジアの対応も必要

✉ メッセージ *1*　ハロペリドールは，1回の使用でもアカシジアになる

抗精神病薬のなかで，ハロペリドールは錐体外路症状の頻度がもっとも高い[1]
とはいっても，「1回くらいの投与なら大丈夫」と思ってしまうかもしれません．
しかし，本症例のように，1回の投与でもアカシジアが生じうることを肝に銘じ
ましょう．

　実際に，抗精神病薬を投与したことのない統合失調症の患者にハロペリドール
5 mg を経口投与したところ，6時間以内にアカシジアを呈した患者の割合は
40％にものぼったと報告されています．その症状の程度も7割は中等症以上で
あり，本症例のような激しい症状を呈した患者は4割と報告されています[2]．ハ
ロペリドール注は1アンプル5 mgであることから，がん患者の症状緩和にハロ
ペリドール5 mgが点滴静注されてしまうことがあるのかもしれません．しかし，
ハロペリドール注5 mgは経口ハロペリドール8 mgに相当*しますので，この報
告[2]よりもさらに高用量ということになります．

*ハロペリドールのバイオアベイラビリティは60％とされ，経口ハロペリドール×0.625 ＝ハロペリドール注と
して換算します．

✉ メッセージ *2*　悪心の屯用に "なんとなくハロペリドール" はやめる

　悪心やせん妄に対し抗精神病薬を用いることは一般的に行われていますが，ハ

ロペリドールはたとえ屯用の指示であっても筆者は使用しません．**悪心時の屯用には，ジフェンヒドラミンやヒドロキシジン注**（15 〜 25 mg/回を皮下投与または点滴静注）などの抗ヒスタミン薬を使用しています．アカシジアを懸念せずに使用できますし，有効性についても経験的に申し分ありません．

　もし，悪心の屯用としてハロペリドールやプロクロルペラジンなどの抗ドパミン薬を指示するのであれば，指示書に「アカシジアが生じた場合には中止」と但し書きをしましょう．そうすれば，投与する看護師もきちんとアセスメントできます．

■ 文献

1) Leucht S et al：Comparative efficacy and tolerability of 15 antipsychotic drugs in schizophrenia：a multiple-treatments meta-analysis．Lancet 382：951-962, 2013

2) Van Putten T et al：Akathisia with haloperidol and thiothixene．Arch Gen Psychiatry 41：1036-1039, 1984

5. その身の置きどころの なさはどこから？

こうして歩いていると楽なんです．夜になって横になるとつらくなって，眠れません．

 横になるとつらいようで，早朝から廊下を行ったり来たりしています．

 （主治医のカルテ）
訪室時不在．自宅では，呼吸困難が強く身の置きどころがなくなると部屋を1時間以上も歩き回ることがあったとのこと．不安も強く，緩和ケアチームへ症状緩和を依頼．

現処方

〈肺転移による呼吸困難に対して，外来で1週間前に下記処方が開始された〉
・モルヒネ徐放性細粒（モルペス®）20 mg/日，分2（12時間おき）
・プロクロルペラジン 15 mg/日，分3（予防的制吐薬として内服）
・便秘治療薬（ナルデメジン 0.2 mg/日，分1，リナクロチド 0.25 mg/日，分1）

PROBLEM LIST

プロクロルペラジンによるアカシジア
肺転移による呼吸困難

これで解決！ 次の一手

+ プロクロルペラジンの中止
+ ビペリデン 1 mg，朝 1 回内服開始
+ ミダゾラム持続皮下投与を開始

➡0.025 mL/時で開始し，3 時間後症状が不変のため，0.05 mL/時へ増量

➡当日から，夜間は眠れるようになったが，翌日も「ソワソワ」する感じは残り，廊下を始終行ったり来たりしていた

➡**その後，徐々にアカシジアは落ち着き，3 日後にビペリデン，ミダゾラム終了．アカシジアが完全に消失したのは，5 日後であった**

 トワコさんの場合

- 80 歳台，女性．下咽頭がん放射線治療後再発，肺転移．PS 0.
- 外来で肺転移による呼吸困難に対して，モルヒネ徐放性細粒 20 mg/日（レスキュー薬：モルヒネ内服液 5 mg/回）が開始された．予防的制吐薬としてプロクロルペラジンが併用された．
- 家族より，「息が苦しくなると身の置きどころがなく，部屋を歩き回っている．本人も不安だといっている」と連絡があったため入院となる．

アセスメント

> 胸がザワザワしたり，足がソワソワしたり，落ち着かない感じはないですか？

> そんな感じ．ソワソワします．

- 呼吸困難：モルヒネ徐放性細粒開始後，安静時も労作時もほとんど NRS 1 程度で落ち着いている

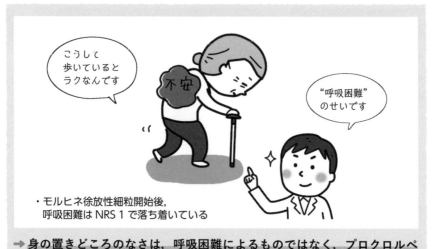

・モルヒネ徐放性細粒開始後，
　呼吸困難は NRS 1 で落ち着いている

→ 身の置きどころのなさは，呼吸困難によるものではなく，プロクロルペ
　ラジンによるアカシジアと判断

メッセージ 1 　抗ドパミン薬使用では，全例でアカシジアを疑う

　トワコさんの場合では，冒頭のトワコさんの言葉，主治医のカルテ，看護師の観察にアカシジアが疑われる情報が満載されているにもかかわらず，アカシジアは見落とされていました．"1 時間も歩き回ること"や"夜間の不眠"は，"呼吸困難による不安""仰臥位で増強する呼吸困難"と解釈されていました．

　アカシジアは，"外的な落ち着きのない動き（静座不能，足踏み，うろうろ歩き）"と，"内的な落ち着きのなさ（下肢の異常感覚，不安焦燥感，苦悶感）"があり，不安焦燥から**不眠，希死念慮といった強い苦痛**につながる症状です．

　原因薬物（**表 1**）を中止すれば，"治せる"病態ですが，中止しても症状の回復に数日から長いものだと数週かかることもあるので，**早期に気がつくことが何よりも重要**です．

　アカシジアを見逃さないための唯一の方法は，抗ドパミン作用のある薬剤を使用している患者全員に対して，**アカシジアを疑うこと，アカシジアについての質問をすること**以外にはありません．なぜなら，アカシジアになった患者は，自分の症状を的確に伝える言葉をもっていないからです．

表1 緩和ケア領域で使用される薬剤性錐体外路症状の原因薬剤

ドパミン受容体遮断作用を有する薬物（抗精神病薬）	ブチロフェノン誘導体	ハロペリドール（セレネース®）
	フェノチアジン誘導体	クロルプロマジン（ウインタミン®，コントミン®） 制吐薬：プロクロルペラジン（ノバミン®）
	非定型抗精神病薬	リスペリドン（リスパダール®），ペロスピロン（ルーラン®），クエチアピン（セロクエル®），オランザピン（ジプレキサ®），アリピプラゾール（エビリファイ®），ブロナンセリン（ロナセン®）
	抗うつ薬	三環系抗うつ薬：アミトリプチリン（トリプタノール®），クロミプラミン（アナフラニール®），アモキサピン（アモキサン®）など 四環系抗うつ薬：ミアンセリン（テトラミド®）など
	ベンザミド誘導体	抗精神病薬：スルピリド（ドグマチール®） 消化管運動調整薬：メトクロプラミド（プリンペラン®），ドンペリドン（ナウゼリン®），イトプリド（ガナトン®）など
その他の機序によるもの		抗てんかん薬：バルプロ酸ナトリウム（デパケン®）

［余宮きのみ：ここが知りたかった緩和ケア，改訂第2版，南江堂，東京，p.150, 2019より引用］

 メッセージ 2　アカシジアはつらい，にもかかわらず見落とされやすい

　患者がこんなに苦しんでいるにもかかわらず，主治医チームはアカシジアにまったく気がついていませんでした．アカシジアの見落としは，世界中にみられるようです．海外の報告[1]でも，化学療法とともに制吐薬としてプロクロルペラジンを投与されたがん患者に3日以内に電話でインタビューを行った結果，13名の患者のうち8名（61.5%）がアカシジアと診断されましたが，そのうち75%の患者が医療者に報告していませんでした．この報告のなかで著者らは；アカシジアの発現頻度のばらつきが大きい理由として，アカシジアの見落としを指摘しています．アカシジアは知っていれば問診などで比較的容易に診断できますが，知らないと見落とされます．

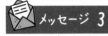

メッセージ 3　予防的制吐薬としてのプロクロルペラジンは使用しない

　トワコさんのように，症状緩和のために処方した薬剤が，期せずして患者に多大な苦しみを与えてしまうことは，医療現場では避けられないことでしょう．すべての薬には益と害があり，常にこのバランスを考えて処方がなされます．がん患者におけるプロクロルペラジンの予防的制吐薬の投与は，益よりも害がはるかに勝っていると考えられます．

益：オピオイド導入時の予防的制吐薬としてのプロクロルペラジン投与には，メリットはそれほどないというのが，一般的な見解になりつつあります[2~4]．

害：プロクロルペラジンのアカシジアの頻度は，報告によって大きな差がありますが，筆者の調査では 14％でした[2]．しかもそのうち全員が 5 日以内にアカシジアを生じていました．長期投与になるほど発現頻度は増えますが，投与直後から数日以内に生じることが多く，たとえ数日の短期投与であったとしても，トワコさんのように入院が必要なほど著しい QOL 低下につながることがあります．

　自分の処方で患者を苦しめることは，ゼロにはできないにしても，可能な限り避けたいものです．

■ 文献

1) Fleishman SB et al：Antiemetic-induced akathisia in cancer patients receiving chemotherapy. Am J Psychiatry 151：763-765，1994
2) 余宮きのみ他：Opioid 導入時の制吐薬としての Prochlorperazine と Perospirone の制吐作用と錐体外路症状についての比較検討．がんと化療 40：1037-1041，2013
3) 久米初枝他：オキシコドン誘発悪心・嘔吐に対する予防的制吐薬の使用状況とその効果．日緩和医療薬誌 9：75-80，2016
4) Tsukuura H et al：Efficacy of prophylactic treatment for oxycodone-induced nausea and vomiting among patients with cancer pain (POINT)：a randomized，placebo-controlled，double-blind trial．Oncologist 23：367-374，2018

6. 予後予測でケアは変わる

主治医は，早く退院して外来で抗がん薬を，って今日もいっていました．でも先週あたりから顕著に衰弱が進んできて，今日は特に，昨日と比べてもるいそうがぐっと進んで，もう「日にち単位では？」と思ってしまうほどです．でもそのことを主治医に伝えたら，調子が悪いのはケタミンのせいだろうって．でも奥様に，病状がこれから急に悪くなることを伝えたほうがいいんじゃないかって思うんです．どうしたらいいでしょうか？

かったるいのが一番きつい．薬を飲むのもきつい．これで退院は正直きついです．

現処方

- ・退院後に化学療法が予定されている
- ・再発による吻合部狭窄のため経口摂取低下をきたしており，高カロリー輸液，脂肪乳剤が点滴静注されている
- ・疼痛治療としてメサドン 30 mg/日，分 3（簡易懸濁にて内服）
- ・レスキュー薬：フェンタニル口腔粘膜吸収剤 400 μg/回を使用していたが，前日から急激な痛みの増悪と内服困難が重なり，ヒドロモルフォン 9.6 mg/日とケタミン24 mg/日の持続注射を開始（換算比については本項コラム参照）

PROBLEM LIST

病状または予後予測に基づいた治療方針の再検討

これで解決！ 次の一手

✚ 予後予測はチームで検討する

→病棟看護師と緩和ケアチームで検討した結果，予後は短めの週単位の可能性があり，"退院して化学療法"という方針は患者の意向とも隔たりがあることを共有

✚ 主治医と予後予測を共有する方法についてチームで検討する

伝える人：緩和ケアチーム医師

手段：電子メール（可能な限り迅速に伝える必要があるが，主治医の予定が立て込んでいることから）

内容：客観的な事実およびチームの見解

> やっぱりそうですよね．振り返ってみれば，これまでの経過も早かったので，このような急速な悪化は想定内です．でも自分では気づけなかったので，病状が悪化していることを伝えてくれてよかったです．

【その後の経過】

- 主治医から患者の妻に病状が伝えられたことで，妻による付き添いが開始され家族で過ごす時間が十分もてた．2週間後に永眠．
- 高カロリー輸液や脂肪乳剤は，主治医により適切に減量，中止された．
- オピオイドとケタミンを増量することで鎮痛が得られ，眠気で QOL が低下するようなことはなかった．

ノブオさんの場合

- 40歳台，男性．胃がん術後腹膜播種．
- 7ヵ月前の手術後は再発なく化学療法を行っていたが，4ヵ月前に腹膜播種で再発，腸閉塞を発症し保存的治療になった．
- 2ヵ月前から水腎症で入院．両側尿管ステント留置術などを行ったが，その後腹痛が増強．いったんフェンタニル貼付剤で鎮痛を得たが，3週間前から，骨盤内リンパ節転移の増大による下肢の浮腫，神経障害性疼痛が急速に悪化，メサドンにて鎮痛を得ていた．

- 主治医は，ノブオさんと周囲へ「退院後の化学療法を計画しているので退院を急いでいる」ことを伝えている.

アセスメント

- 1週間前からるいそうが顕著に進行. ADL も急速に低下し，服薬も困難となりつつある.
- 予後予測：PS 4，KPS（Karnofsky Performance Status）40％，PPI（Palliative Prognostic Index）6点，PaP スコア13点，PiPS-B 週単位

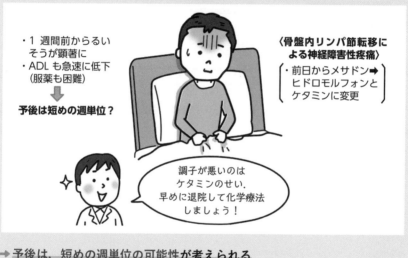

- 1週間前からるいそうが顕著に
- ADL も急速に低下（服薬も困難）

予後は短めの週単位？

〈骨盤内リンパ節転移による神経障害性疼痛〉
- 前日からメサドン➡ヒドロモルフォンとケタミンに変更

調子が悪いのはケタミンのせい. 早めに退院して化学療法しましょう！

→ 予後は，短めの週単位の可能性が考えられる

メッセージ 1　医師の予後予測は楽観的

　主治医の予後の見立てが楽観的で，看護師や緩和ケアチームからみると「それでは困る」ということは少なくありません.

　海外の系統的レビュー[1]において，医師は患者の生命予後を楽観的に予測する傾向があることがわかっています. また国内での緩和ケア専門医の患者を対象とした大規模な観察研究[2]でも，予後を楽観的に見積もることが示されています.

メッセージ 2　適切な治療・ケアには適切な予後予測が必要

　予後を楽観的に見積もることのデメリットは何でしょうか？　1つは，患者や家族が終末期に望む過ごし方を逸してしまうことでしょう．また予後予測をもとに，化学療法や輸液などといった多くの医療方針が決定されます．適切な予後予測があってこそ，適切な医療・ケアの提供が可能となるのです．

　以上のことから，**医師は常に，自分の予後予測は誤っているかもしれない，と自分を疑ってみる必要があります**．

 メッセージ 3　予後予測はチームで話し合う

　医師の楽観的な予後予測の原因は定かではありませんが，医師は患者と接する時間が短いこと，自分が担当している患者の治療への期待から，死が差し迫っていることを認めたくないという気持ちが働くこと，などが推測されます．特に，担当する患者への情が篤くなると，その**患者の病状悪化や死を否認したくなる気持ち**は，人として自然なことでしょう．筆者もそのような場合は，周囲のスタッフに「私の判断は間違っているかもしれないから，何か気づいたら教えてね」とあらかじめお願いしておきます．すでに，看護師には見抜かれていますが…．

　もしかしたら，これは医師だけの問題ではなく職種にかかわらず起こりうるのかもしれません．予後予測スコアもチームで共有するツールとしては有用ですが，限界があります．

　いずれにしても，進行終末期における緩和ケアを適切なものとするためには，予後予測をチーム内で検討することが必要でしょう．

 メッセージ 4　主治医との共有の仕方

　楽観的な予後予測をしている主治医と話し合うことに，困難を感じることがあるかもしれません．誰でも自分の意見に同意してくれる場合にはストレスはありません．でも，異なる意見を伝えられることは，個人差はあるものの多少のストレスがかかるものでしょう．建設的な議論を円滑に行うために，相手にとってストレスが最小になるように，伝え方を工夫することが必要になる場合もあります．

ノブオさんのような場合（緩和ケアチームから主治医へ）であれば，下記のようなことをチームで検討します．

> **誰が伝えるか**：相手との関係性から誰が伝えるのがよいか
> **手段**：相手の日ごろのコミュニケーションスタイルから，文字，口頭のいずれで伝えるのがよいか（口頭よりもメールのほうが理解しやすく，余裕があるときに対応できる，といったメリットがありますが，反面メールをあまり閲覧しないなど，先方の事情やコミュニケーションスタイルも考慮します）

【緩和ケアチーム医師から主治医へのメール】

> ●●先生
> いつも大変お世話になり，ありがとうございます．
> 痛みの治療のため，毎日ノブオさんのところへうかがって痛みの状況の詳細な確認を続けてまいりましたが，痛みの範囲が広がり強さも増強傾向にありました．
> ・そのため，メサドンを導入しました．しかし，昨日，衰弱による内服負担が懸念されたためメサドンの内服中止と同時にケタミンを 24 mg とごく少量開始しました．
> ・今朝は NRS 3 と軽減したものの，それでもなお増量が必要な痛みとなっています．
> ・本日の本人の一番の苦痛は "倦怠感" とのことでした．
> ・先ほど，病棟師長を通じて●●先生が「調子が悪いのはケタミンが影響しているのではないか」とおっしゃっているとのお話を聞きました．
> ケタミン開始前より倦怠感を訴えていたことに加えて，ケタミンはごく少量ですので，ケタミンだけで強い倦怠感を生じるものではないと考えていることをお伝えします．今週に入り，るいそうの進行が著しく，不応性悪液質の合併なども懸念しております．
> 今後ともどうぞよろしくお願いいたします．
> 余宮

客観的事実（痛みと鎮痛薬の使用状況）

連絡の理由

こちらの見解（倦怠感の原因について）

COLUMN　メサドンが内服できなくなったとき

　メサドンは，経口剤しか使用できないため，内服困難になればほかのオピオイドの注射剤へ変更する必要が出てきます．

　先行オピオイドからメサドンへ変更するときには，換算量が定められています．一方，この換算は，先行オピオイドからメサドンへの一方通行で，メサドンからほかのオピオイドへの換算比について明確なものはありません．

国内外の報告では，経口メサドン：経口モルヒネ（経口モルヒネへ変更時）は1：3〜1：6と幅が広く，悩ましいです．

筆者は，"今，患者に痛みがあるかどうか"で対応を分けています．

①今，痛みがない場合

メサドンが蓄積している可能性を念頭におき，オピオイド注射をポンプに搭載し，投与速度0 mL/時とし，痛みが出現したらレスキュー薬で対応できるようにレスキュー投与（これまで使用していた経口レスキュー薬と等鎮痛量）のみ指示しておきます．

➡レスキュー投与が数時間に1回など定期的に必要となってきたら，持続注射の開始をします．持続注射の開始投与速度は，1日に必要としたレスキュー投与量を24時間で割った投与速度を目安とし，適宜タイトレーションします．

②今，痛みがある場合

経口メサドン：経口モルヒネを1：3で換算（安全性を見込んだ換算比）してオピオイド持続注射を開始し，レスキュー薬を適宜使用しながらタイトレーションします．

ノブオさんの場合には，内服困難と急速な痛みの増悪が重なっていたので，前日のレスキュー薬も加算して，経口メサドン：経口モルヒネを1：6と多めに換算してオピオイド持続注射を開始しました．

どのような換算比を用いても，絶対に成功する換算比というのはありません．なぜなら患者の薬剤に対する感受性や病態が1人ひとり異なるからです．上記の換算比（1：3）は，安全性を第一にしたものですが，どのような換算比を用いようと，オピオイドスイッチングの観察と微調整が換算比以上に重要です．

■ 文献
1) Glare P et al：A systematic review of physicians' survival predictions in terminally ill cancer patients. BMJ 327：195-198, 2003
2) Amano K et al：The Accuracy of physicians' clinical predictions of survival in patients with advanced cancer. J Pain Symptom Manage 50：139-146, 2015

B 薬剤をもっと使いこなす

1. とにかく悪心をなんとか
したいときの確実なレシピ

吐き気がつらくて，夜も眠れません！ 家事も外出も何もできません！ 髄膜に転移があるせいだと聞いています．

現処方

- ゾルピデム 0.25 mg/日，眠前（数年前より不眠にて内服）
- 経口分子標的治療薬（エルロチニブ）継続中
- 放射線治療
- ベタメタゾン 4 mg/日点滴静注

PROBLEM LIST

髄膜播種による高度の悪心・嘔吐

 これで解決！ 次の一手

+ **ヒドロキシジン 4 mL（200 mg）＋ミダゾラム 4 mL（20 mg）持続注射**

　：0.05 mL/時で開始

　➡数時間後には悪心は NRS 8 から 3 へ軽減した

+ **ミルタザピン 7.5 mg（半錠）を眠前投与開始**

　➡夜間良眠，翌朝から悪心・嘔吐は消失した

【その後の経過】

- 3日間悪心が消失していたため，ヒドロキシジン＋ミダゾラムを中止したところ，悪心 NRS 4 と再燃したため，患者が再開を希望．ミルタザピンは15 mg（1 錠），眠前に増量した．
- さらに3 日後，持続注射を中止したところ，悪心・嘔吐の再燃はなかった．
- 経過を通じて薬剤の副作用としての眠気は生じなかった．
- ケアとしては，朝方に悪心・嘔吐が増強することから，なるべく頭部挙上して過ごすよう指導した．

ヒトミさんの場合

- 50 歳台，女性．肺腺がん術後再発，髄膜播種，化学療法中．PS 0.
- 3 ヵ月前ごろより悪心と頭重感が出現し，徐々に増悪していた．悪心の増強とともに徐々に食欲もなくなり，倦怠感も出てきて家事もできなくなった．本人は，近医の胃腸科を受診していたが，症状が増悪する一方であるため，担当の腫瘍内科医に相談した．
- MRI および髄液検査にて，がん性髄膜炎と診断し，全脳照射が予定され入院した．
- 入院時には，持続的な悪心のため夜も眠れず，飲水するだけでも嘔吐する状態であった．
- がん性髄膜炎による脳圧亢進が原因の悪心・嘔吐と判断された．全脳照射開始と同時にベタメタゾン点滴静注 4 mg/回，1 日 1 回が開始され 1 週間が経過したが，症状の軽減は得られなかった．

アセスメント

- 悪心は NRS 8，持続的
- 頭重感を伴っており，特に朝方に悪心が強くなる傾向があることから，悪心の原因は，髄膜播種による脳圧亢進と考えられた（表 1）
- 便秘や腸閉塞はなく，血液検査上も悪心の原因となるもの（電解質異常，肝機能障害，腎機能障害）はない

表1 問診内容と対応する悪心の原因

		必ず問診し，服薬歴の変更や，血液・画像上の発現時期との関連はないか確認する
誘因因子	体動との関連	**前庭系・小脳病変**（動くとめまいを伴って悪心が生じる）
	食事との関連	消化器系（便秘，腸閉塞），予期悪心
随伴症状	眠気	代謝性（高 Ca 血症，高 Mg 血症，低 Na 血症，腎不全，肝不全）*，オピオイド
	便秘	消化器系
	めまい	**前庭系，小脳病変**
	頭痛	頭蓋内圧亢進
時間帯	朝	頭蓋内圧亢進

*代謝性の異常は，血液検査をしないとわからない．そのため，悪心に眠気が伴っている場合には，血液検査が必要であることに留意する．

［余宮きのみ：ここが知りたかった緩和ケア，改訂第 2 版，南江堂，東京，p.184，2019 より改変し転載］

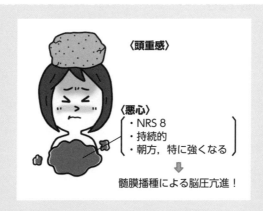

➡ **髄膜播種単独による悪心と考えられる．高度の悪心なので迅速な症状緩和が必要**

悪心・嘔吐の苦痛が著しい場合には，迅速な症状緩和が必要です．ヒトミさんの場合，悪心の原因治療として放射線治療とステロイド，といった対処がなされていましたが，症状が和らぐまでには時間を要します．このように**原因治療を行っても，その効果が得られるまで耐えがたい苦痛がある場合には，即座に症状緩和（悪心では制吐薬投与）を行いましょう．**

1. 注射剤なら，ヒドロキシジン＋ミダゾラムの持続注射

　迅速かつ確実な制吐作用を期待するならば，**ヒドロキシジン＋ミダゾラムの持続注射**を試してみるとよいでしょう．本症例は髄膜播種による悪心と考えられましたが，悪心の原因がなんであれ，この処方で悪心が軽減～消失する経験をします．初期量で効果不十分なら漸増し，眠気をきたすようなら減量します．

🔖 処方例

①悪心が持続的な場合

　ヒドロキシジン 4 mL（200 mg）＋ミダゾラム 4 mL（20 mg）：0.05 mL/時，レスキュー：0.3 mL/回（1 時間に 3 回まで使用可）

　➡ 眠気があれば，生理食塩水で濃度を薄めて減量する

　➡ 効果不十分なら，0.1 mL/時 ➡ 0.15 mL/時 ➡ 0.2 mL/時…と漸増していく

*ミダゾラムを使用することに医療者側に抵抗があるようなら，まずはヒドロキシジン単独で持続注射を行い，不十分であればミダゾラムを併用してもよい

②悪心が持続的でない場合：抗ヒスタミン薬を使用

　例1：ヒドロキシジン 15 mg/回程度を皮下投与

　例2：ヒドロキシジン 15 mg＋生理食塩水 50 mL，点滴静注

COLUMN　　なぜ，ヒドロキシジンとミダゾラムなのか？

ヒドロキシジン：ヒドロキシジンはヒスタミン H_1 受容体拮抗薬（以下，抗ヒスタミン薬）です．ヒスタミン H_1 受容体は，嘔吐中枢にも存在しているため（図1），原因や病態にかかわらず有効な可能性があります．理論的には，悪心の原因・病態に合った制吐薬を選択できればよいのですが，がん患者の悪心は，

複数の原因・病態が混在していたり原因不明のことも多いものです．**何より
も抗ヒスタミン薬は，制吐薬のなかでもっとも忍容性が高いため，筆者は制
吐薬の第一選択としています**（p.184 II-A-2 参照）．

ミダゾラム：抗ヒスタミン薬だけでも悪心を緩和できる可能性は高いのです
が，迅速かつ確実な効果を得るために，ミダゾラムを併用します．筆者は以
前は，抗ヒスタミン薬とドパミン D_2 受容体拮抗薬（ハロペリドール）を併用
していたのですが，悪心に難渋することがあり，ミダゾラムを少量使用した
ところ，たちどころに激しい悪心が緩和する経験をしました．そのような経
験を積むにつれ，最初からヒドロキシジンとミダゾラムを併用したほうが，
患者はハッピーになることに気づき，このレシピが生まれました．今では，
院内の多くの医師も利用しています．また，ドパミン D_2 受容体拮抗薬が制吐
薬として汎用されていますが，錐体外路症状の懸念があるため（表 2）（p.149
I-D-7，p.198 II-A-4，p.202 II-A-5 参照），可能な限り避けます．

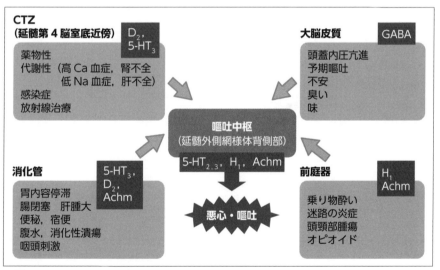

図1　悪心・嘔吐の機序

悪心・嘔吐は，なんらかの原因により嘔吐中枢が刺激されることで生じる．嘔吐中枢への
入力は 4 つの経路に整理されることが多い．それぞれの受容体に拮抗する薬剤（GABA は
作動薬）が"制吐作用をもつ薬剤"となる．

CTZ（chemoreceptor trigger zone）：化学受容器引金帯，D_2：ドパミン D_2 受容体，5-HT(2)(3)：セロトニ
ン 5-HT(2)(3) 受容体，Achm：ムスカリン受容体，H_1：ヒスタミン H_1 受容体

表2 制吐作用をもつ薬剤

現時点の知見で，Ki 値から予測される各受容体との結合能の概要を示す．

一般名	商品名	制吐作用を示す受容体との結合能					錐体外路症状	糖尿病の禁忌
		D_2	5-HT$_2$	5-HT$_3$	H_1	Achm		
ペロスピロン†	ルーラン®	○	○		○		＋＋	
リスペリドン†	リスパダール®	○	○		○		＋＋＋	注意
オランザピン†	ジプレキサ®	○	○	△	○	○	＋	禁忌
クエチアピン†	セロクエル®,ビプレッソ®	○	○		○	○	＋	禁忌
プロクロルペラジン*	ノバミン®	○			△	△	＋＋＋＋	
ハロペリドール*	セレネース®	○					＋＋＋＋	
ミルタザピン	リフレックス®,レメロン®		○	○	○			
ジフェンヒドラミン・ジプロフィリン	トラベルミン®				○	△		
ヒドロキシジン	アタラックス®				○	△		
メトクロプラミド	プリンペラン®	○		△			＋＋＋	
グラニセトロン	カイトリル®			○				

†非定型抗精神病薬，*定型抗精神病薬

[余宮きのみ：ここが知りたかった緩和ケア，改訂第2版，南江堂，東京，p.187，2019 より改変し転載]

2．経口剤なら，ミルタザピン

悪心の苦痛が著しいが，経口剤で対応したい場合には，**ミルタザピンを試みる**とよいでしょう．ミルタザピンも悪心の原因にかかわらず，多くの場合悪心が軽減～消失することを経験します．ただし，眠気の持ち越し効果の出やすさは，患者によって大きく異なるので,効果と眠気をみて用量を調整することが大切です．

①悪心が著しい場合

ミルタザピン（15 mg 錠）1/4 錠，または 1/2 錠，または 1 錠，眠前（または夕食後）

屯用：ジフェンヒドラミン・ジプロフィリン 1 錠/回

②悪心が軽度である場合：抗ヒスタミン薬を使用

屯用：ジフェンヒドラミン・ジプロフィリン 1 錠/回（1 日 3 回程度まで使用可）

または，ジフェンヒドラミン・ジプロフィリン 1 錠/回，1 日 2 ～ 3 回

COLUMN 　　なぜ，ミルタザピンなのか？

　ミルタザピンは抗うつ薬ですが，セロトニン 5-HT$_2$，5-HT$_3$，ヒスタミン H$_1$ 受容体への拮抗作用をもち（表2），がん患者を含めさまざまな病態での悪心に対する報告が複数みられます．

・ミルタザピンの出番

①第二選択薬として：第一選択の制吐薬（抗ヒスタミン薬など）が無効な場合

②第一選択薬として：不安や抑うつ症状，夜間不眠，内服の負担（1 日 1 回投与で済むため）がある場合

・ミルタザピン使用時の注意

　ヒスタミン H$_1$，セロトニン 5-HT$_2$ 受容体への拮抗作用による催眠効果があり，半減期が約 20 時間と長いので，開始する際には日中の眠気について患者・家族へ事前に説明します．外来患者では，1/4 錠から開始し，悪心と眠気の程度に応じて 1/2 錠➡1 錠と漸増するよう電話で対応しています．

　また，ほかの抗うつ薬と同様，まれですがセロトニン症候群*を生じる可能性があるので念頭においておきます．

*選択的セロトニン再取込み阻害薬（SSRI）などのセロトニン作動薬の過量や，併用薬との相互作用により，脳内のセロトニン濃度が上昇することによって生じます．
　症状は，神経筋症状（けいれん，筋硬直），自律神経症状（発熱，発汗，振戦，顔面紅潮），精神症状（焦燥感，多弁，錯乱）の 3 つに分けられ，その程度はさまざまです．多くは，原因薬物の開始または用量変更直後 24 時間以内に生じるとされています．薬剤変更に関連した症状の経過をもとに診断します．
　ほかの抗うつ薬，トラマドールやフェンタニル，メサドン，ペンタゾシン，メトクロプラミド，オンダンセトロン，バルプロ酸，トリプタン系製剤など，セロトニン症候群を生じうる薬剤と併用する際に念頭においておきます．

メッセージ 2　　**もちろん，原因検索・原因治療も忘れない**

　上記のレシピでほとんどの悪心は軽減してしまうことが多いので，原因検索，原因治療がおろそかにならないように注意しましょう．特に，便秘や腸閉塞など消化器系に原因がある場合には，制吐薬だけの対処では，いずれ症状緩和に限界がくる可能性が高いです．便秘であれば排便マネジメント，腸閉塞であれば減圧（ドレナージ，コルチコステロイドやオクトレオチドの投薬など）も検討しましょう．

　また，高カルシウム血症，酸化マグネシウムによる高マグネシウム血症などは，気づかずにいると病状悪化に直結することがあるので，**悪心と眠気が合併している場合には血液検査は必須**です（p.ix 悪心・嘔吐のアルゴリズム参照）．

B 薬剤をもっと使いこなす

Level II

2. オピオイド導入後に ナルデメジンを開始すると…

数日前から食欲がないんですよね．吐き気ですか？ 少しありますね．便ですか？ それが1週間，出ていないんですよ．新しい便秘の薬（ナルデメジン）ですか？ あれ飲んだら，5時間後に急にたくさんの下痢便が出たんです．その後も，お腹ゴロゴロが続いて，それまで便秘で困っていたのに，こんなに効く下剤を続けたら大変だと思って，看護師と相談して1回で止めましたよ．

現処方

- ヒドロモルフォン持続注射 7.68 mg/日，レスキュー：0.32 mg/回（15分おきに使用可）
  ➡朝方の痛みに1日1〜2回使用
- ミロガバリン 40 mg/日，分2
- ラコサミド 200 mg/日，分2
- クロナゼパム 0.5 mg/日，眠前
- 酸化マグネシウム 1 g/日，分3
- 2週間前にナルデメジン 0.2 mg/日，分1が開始されたが，中止されていた

PROBLEM LIST

オピオイド誘発便秘症による食欲不振，悪心

これで解決！ 次の一手

✛ ナルデメジンを再開

➡腹部診察や腹部画像所見を確認し，患者に十分説明を行ったうえで再開する

→ **ナルデメジン再開 5 時間後に，大量に排便あり，悪心も消失**

→ 以後，ナルデメジン 0.2 mg を継続

シンジさんの場合

- 80 歳台，男性．肺腺がん．胸壁浸潤にて化学療法中．PS 0．eGFR 40.0 mL/分．
- 胸壁浸潤の痛みに対して，外来で 9 日前からオピオイド（ヒドロモルフォン徐放製剤）が開始されたが，痛みが強いため，入院のうえ緩和ケアチームに紹介された．
- 痛みは，オピオイドの増量（注射剤でタイトレーション），朝覚醒時の発作痛はミロガバリン，ラコサミド，クロナゼパムといった鎮痛補助薬で軽減した．
- もともと便秘はなかったが，オピオイド開始後に便秘となったため，定期的に酸化マグネシウムと適宜センノシドを使用するようになった．しかし，便秘は続いていたため（3 日に 1 回，やや硬便，いきみあり，残便感あり），ナルデメジン 0.2 mg を開始した．数時間後に下痢で排便があったため，本人の希望により中止されていた．

アセスメント

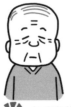

・約 2 日前から食欲不振
・悪心…NRS 1 〜 2
・排便…1 週間なし

〈2 週間前にナルデメジン開始するも，大量の下痢便が生じ自己中止〉

- 約 2 日前から食欲不振が出現，悪心 NRS 1 〜 2
- 腹部：膨満はしていないが，鼓腸あり．腸蠕動音は軽度低下，圧痛なし

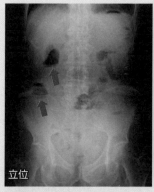
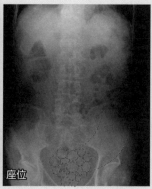

立位　座位

図1　腹部単純X線

- 腹部単純X線（図1）：下行結腸〜S状結腸〜直腸に固形便の貯留が認められる．上行結腸に小さなニボーが2個みられるが，異常な大腸ガス，小腸ガスはみられない
- 2週間前にナルデメジンを開始，5時間後に下痢（オピオイド離脱症状）があった．ナルデメジン中止後，少量の排便が1〜2回あっただけで，この1週間は排便なし
- その他の悪心の原因：血液検査上，悪心の原因となりうる電解質異常，肝腎機能障害の悪化はなく，最近のCTで脳転移はみられていない
→ オピオイドによる便秘から悪心が生じている．オピオイド誘発性便秘症に対してナルデメジンを開始したが，オピオイド離脱症状による下痢のため中止されてしまっていた．十分な説明のうえ，ナルデメジンの再開が必要

 メッセージ *1*　がん患者が"悪心"を訴えたら，反射的に排便状況を確認！

　がん患者の悪心の原因はさまざまですが，筆者の所属する緩和ケアチームで調査したところ，悪心の原因としてもっとも多かったのは便秘で，半数を占めていました．**がん患者で悪心があったら，まずは排便状況を質問すると，原因究明の**

ための早道といえるでしょう.

悪心が便秘によって生じている症例では,**排便とともに悪心が軽減または消失**します.患者も"吐き気は便秘からくるもの"と認識することができます.便秘と悪心の関連性の認識を強化することで,排便マネジメントの大切さを患者と共有できると,なおよいでしょう.

 メッセージ 2　**ナルデメジンによる**
オピオイド離脱症状としての下痢（図2）

ナルデメジンは,末梢性 μ オピオイド受容体拮抗薬（PAMORA）で,いわば"オピオイドによる便秘をなかったことにする"薬です.ナルデメジンの開始タイミングとしては,"オピオイド導入と同時"か,"ほかの便秘治療薬で対処困難なとき"のいずれかになります.複数のガイドラインでは,古典的な下剤（浸透圧性下剤や大腸刺激性下剤.p.192 Ⅱ-A-2 の表1参照）では対応できない治療抵抗性のオピオイド誘発性便秘に,PAMORA を使用する位置づけになっています.

ところが,オピオイドを1週間以上など,しばらく継続してからはじめてナルデメジンを開始する際には,**2〜3日は離脱症状としての下痢や一過性の蠕動亢進**,時に悪心・嘔吐が生じることがあり,それが**ナルデメジンの自己中止**につながることが少なくありません.そのため,事前に「**一時的に下痢になりますが,2〜3日で治まりますので,続けて飲んでください**」といった安心できる説明をしておく必要があります.

もう1つ,宿便があると,ナルデメジンを開始しても排便が得られにくいため,蠕動痛と強い便意,溢流性の水様便から,体力低下のある患者では消耗を招くなど大きな負担になることがあります.そのため,オピオイドをしばらく継続後にナルデメジンを開始する場合には,**宿便について確認し,ほかの便秘治療薬や経直腸的処置などで宿便をある程度取り除いてからナルデメジンを開始**するようにしています（p.259 Ⅱ-C-1 参照）.

また,**すでに体力が低下している場合には**,活動量や摂食量の低下など,オピオイド以外の要因も便秘の原因になっているため,**ナルデメジンではなくほかの便秘治療薬で対応する**方が理にかなっている,ということも念頭において緩下薬の選択をするとよいでしょう.

パターン1　オピオイド導入と同時に予防的に開始する場合

check　オピオイド投与前の排便状況

便秘 → ・ほかの便秘治療薬，排便処置も検討する
　　　　・便秘の原因治療の検討

パターン2　オピオイド継続中に，後から開始する場合

あらかじめ，一時的に下痢になることについて説明をしておく

check　1.　オピオイド以外の便秘の原因

あり → ・ほかの便秘治療薬，排便処置も検討する
　　　　・原因治療の検討

check　2.　宿便の有無

あり → 必要に応じて，ほかの便秘治療薬，排便処置である程度宿便を取り除いてから，ナルデメジンを開始する

check　3.　体力低下

PS 3 または PS 4 → 下痢が負担にならないか，ナルデメジンの開始について慎重に検討．負担になる可能性がある場合には，迅速な対応ができる態勢*をとる

図2　ナルデメジンを開始する際のポイント
*入院，緊急往診，ブチルスコポラミン投与．

メッセージ 3　オピオイド導入時に予防的にナルデメジンを開始する（図2）

　筆者は多くの場合，予防的にナルデメジンを開始しています．その理由は，薬理学的に理にかなっているからですが，何よりも苦い経験が関係しています．ほかの緩下薬で便秘治療に難渋しナルデメジンを開始した結果，末梢性オピオイド**の離脱症状によると思われる，ひどい下痢や便失禁で患者に負担をかけてしまった経験**です．**オピオイド導入と同時にナルデメジンを開始しておけば，こうした離脱症状は生じません**．あるいはオピオイド開始と同時でなくても，オピオイド開始から7日以内の早い時期にナルデメジンを開始すると，離脱症状が生じにくいとする報告もあります[1]．

　ただし，ナルデメジンは基本的にオピオイドによる便秘以外には効きませんので，オピオイド導入前から便秘がある場合には，ほかの緩下薬の併用を行う必要

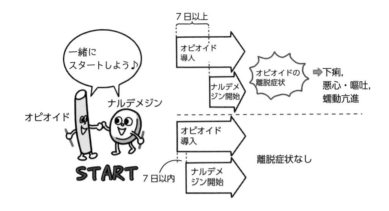

があります．がん患者は，オピオイド以外にも便秘になりやすい原因を複数抱え
ていることが多いので，注意しましょう．

■ 文献
1)　橋詰淳哉他：ナルデメジン導入後の下痢発現に関する予測因子─ナルデメジン導入前のオピオイド鎮痛
　　薬の投与期間に着目した解析. Palliat Care Res 15：101-109，2020

B 薬剤をもっと使いこなす

3. ステロイドの可能性は多様 ——上部消化管の通過障害

食べても吐いてしまいます．全然食べられていません．痛みと吐き気がなければ，本当は入院したくなかった．家で家族と過ごしたい．だるさもひどいです．

現処方

- ・ヒドロモルフォン持続注射 2.88 mg/日，レスキュー：0.16 mg/回（15分おきに使用可）
- ・ジフェンヒドラミン 3 錠/日，分 3
- ・ベタメタゾン 2 mg/日，分 1
- ・ナルデメジン 0.2 mg/日，分 1
- ・便秘治療薬〔酸化マグネシウム 1 mg/日，分 3，屯用：炭酸水素ナトリウム・無水リン酸二水素ナトリウム配合剤（新レシカルボン®坐剤）1個/回〕

PROBLEM LIST

\# 肝腫大による上部消化管の通過障害

これで解決！ 次の一手

✚ 耐糖能異常がないことを確認し，ステロイドを増量

➡ベタメタゾン注 8 mg，朝 1 回投与（皮下注または点滴静注）

- 当日の夕食から全量摂取，悪心は消失，倦怠感も改善
- 入院時から開始した補液 1,000 mL は終了
- 退院時，ステロイドは経口剤へ

➡ **1週間後，悪心が再燃（NRS 3）**

✚ 制吐薬の調整 (p.213 Ⅱ-B-1 参照)

➡ ヒドロキシジン 4 mL（200 mg）＋ミダゾラム 4 mL（20 mg），0.05 mL/時を開始し，当日夜よりミルタザピン 0.75 mg/日，眠前を開始

- 翌日，悪心は NRS 1 に軽減したため，持続注射を中止（明らかな薬剤による眠気の増悪はなし）

➡ **緩和ケアチーム介入後 8 日目，オピオイドは持続皮下投与のまま退院**

➡ 退院 1 週間後，内服困難，倦怠感，眠気が出現し入院．制吐薬を持続注射（ヒドロキシジン＋ミダゾラム）へ変更，ベタメタゾンは 4 mg/日，分 1 に減量．2 週間後，永眠

マリエさんの場合

- 50 歳台，女性．子宮頸がん．術後再発，肝転移，抗がん薬終了後．PS 3.
- 心窩部の強い痛み（NRS 10），悪心，体動困難のため入院．入院 5 日目，悪心の軽減が得られないため緩和ケアチームへ紹介された．

アセスメント

【悪心】
- 持続的，NRS 3，めまいは伴わない
- 1 ヵ月前から持続的な悪心が出現，飲食後に嘔吐を繰り返していた．外来で，制吐薬としてジフェンヒドラミン 3 錠/日，分 3，ベタメタゾン 2 mg/日，分 1 が開始されたが効果なし．食事はほとんど摂れず，200 ～ 300 mL/日程度の水分のみを摂っていた

【排便】
- 在宅では便秘であったが，入院後は排便マネジメントにより毎日有形～

泥状便が少量ずつ得られ，残便感はない

【心窩部痛】

- 1ヵ月前から心窩部痛があり，ヒドロモルフォン速放製剤1mg/回を屯用で処方されていた．入院直後から主治医によりヒドロモルフォン持続注射0.96mg/日で持続投与が導入，漸増
- 持続痛，NRS 1～2程度で自制内
- 悪心と心窩部痛は，姿勢変換などでともに増強し，両症状は連動する傾向がある
- 心窩部は，腫大した肝臓が5横指触れ，前方に膨隆している
- 中等度の倦怠感がある
- 予後予測：PPS（Palliative Performance Scale）50%，PPI 5.0点，PaPスコア7.5点，PiPS-B 週単位

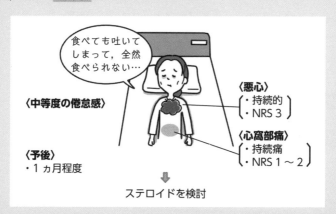

→ 肝腫大による上部消化管の通過障害を原因とする悪心・嘔吐，肝転移による心窩部痛と考えられた．予後は1ヵ月程度と予想され，また家で過ごすことを希望しているので，迅速な症状緩和が必要

📧 メッセージ 1 　上部消化管通過障害にはどう対応する？

　上部消化管（胃，十二指腸）の通過障害では，早期膨満感，悪心・嘔吐が問題となります．胃がん，膵頭部がんなどによる局所浸潤で通過障害になる場合や，

巨大な転移性肝腫瘍により胃や十二指腸が圧排され，胃の拡張不全や腸管浮腫をきたす場合などがあります．

　ステント挿入やバイパス術の適応がない場合には，対処方法は**図1**のようなものに限られます．**完全な閉塞ではない軽症の通過障害であれば，消化管蠕動亢進薬**で胃・十二指腸の排出を促進します．早期膨満感や悪心・嘔吐が軽減することがありますが，無効であれば，内服負担だけを課すことになるので中止します．**次のステップはステロイド**です．ステロイドによる消化管に対する抗浮腫作用により通過障害が軽減し，症状が改善することがあります．ステロイドは十分量使用してみて効果がなければ，中止します．

　消化管蠕動亢進薬とステロイドで十分な症状緩和が得られず悪心が続く場合には，**制吐薬で悪心をマネジメント**します．また，食事をしている場合には**分割食**にする（1日3食ではなく，1回量を少なくして回数を多くする）ことも症状改善に有用なことがあるので，セルフケアとして患者に指導するとよいでしょう．

ステップ1　消化管蠕動亢進薬（モサプリド，メトクロプラミド）
　　　　　　…無効なら内服の負担になるので中止し，ステップ2へ　　　　　軽症

ステップ2　ステロイド
　　　　　　…無効なら，可能な範囲で十分な増量を試す　　　　　　　　　重症

必要に応じて，組み合わせる治療
①制吐薬
　　…必要に応じて有効性が得られるものを使用
　　　（例：ミルタザピン，ヒドロキシジン＋ミダゾラム）

②内服薬の整理
　　…内服は負担になっているので，必要最小限に絞る
　　　同種薬は，服薬回数の少ないものに変更する
　　　（例：1日2回のオピオイドから1日1回のオピオイドへ
　　　　　　ステロイド開始とともに，NSAIDsやアセトアミノフェンの中止）

③分割食

図1　**上部消化管の通過障害による悪心・嘔吐（胃がん，膵頭部がん，転移性肝腫瘍）の症状緩和**

「食べたい」場合はドレナージ

　上記のような薬物療法（**図1**）では対応困難で，大量に嘔吐する，または嘔吐が苦痛な場合には，**胃管留置などのドレナージ**を検討することになります（p.xi 消化管閉塞のアルゴリズム参照）．また患者が「食べたい」という希望が強い場合にも，**胃管などを留置して"味わう"**ことは，よい選択肢になります．水分，飴，胃管から排出可能な流動物の飲食が可能となり，患者の満足につながることがあります（p.240 Ⅱ-B-4のメッセージ5参照）．

 メッセージ **3**　困ったときのステロイド

　マリエさんは，それまで数週間"食べては吐いて"を繰り返していたのが，ベタメタゾン1回8mgを点滴静注しただけで，その直後から食事を全量摂取できるようになりました．これは，ステロイドによる強力な抗浮腫効果による通過障

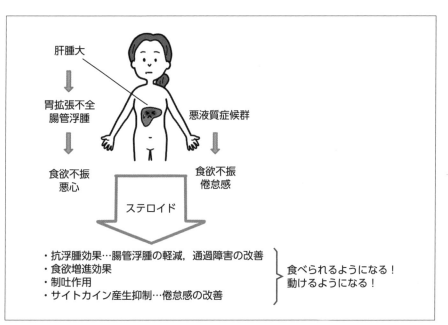

図2　ステロイドの期待される効果

表1 緩和ケアにおけるステロイドの適応

悪液質症候群	食欲不振，倦怠感
痛み	神経圧迫に伴う痛み，骨転移痛，放射線治療による一過性の痛みの悪化，がん疼痛全般
呼吸器症状	気道狭窄，がん性リンパ管症，がん性胸膜炎，上大静脈症候群
消化器症状	消化管の通過障害（腸閉塞），がん性腹膜炎（便秘），悪心・嘔吐
抗浮腫療法	頭蓋内圧亢進症状，脊髄圧迫，リンパ浮腫，閉塞性の腎障害，腸管の浮腫軽減
その他	腫瘍熱，高カルシウム血症

［余宮きのみ：ここが知りたかった緩和ケア，改訂第2版，南江堂，東京，p.154，2019より改変し転載］

害の改善だけでなく，制吐作用，食欲増進作用なども相まっていることが推定されます（**図2**）.

　またステロイドの増量により，併存していた倦怠感も軽減しました．マリエさんの場合，最初の1週間はステロイドがよく効き，退院して家族とのよい時間がもてましたが，1週間後には倦怠感が増強し，ADLも低下，眠気も出現しました．倦怠感に対するステロイドの開始時期としてはギリギリであったと思われます（p.271 II-C-3参照）.

　このように，緩和ケアにおいてステロイドの効果が期待できる症状は多岐にわたります（**表1**）（p.247 II-B-6参照）. **進行・終末期がん患者は，しばしば複数の症状に同時に苦しむ**ことになります．そのような場合でも，**ステロイドの複数のメカニズムにより一気に苦痛緩和が得られることがあり**，マリエさんのように "ものすごく効く" 症例は何度経験しても驚かされます.

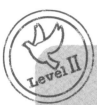

B 薬剤をもっと使いこなす

4. その目標は実現可能?
──下部腸閉塞

> 管が入っているから,お腹の張りもないし,吐かないし,なんともないのよ.
> 管の違和感があるだけ.たまに,死んでもいいからご飯食べたいって思う
> のよ.たまに吐くくらいなら我慢できるけど,1日に何度も吐くのはつら
> いわね.

現処方

- ・オクトレオチド持続注射 300 μg/日
- ・ベタメタゾン 4 mg/日,分 1
- ・高カロリー輸液 1,000 mL/日
- ・ファモチジン 40 mg/日,分 1(胃液分泌量を減少させる目的で使用)

PROBLEM LIST

腸閉塞(小腸閉塞)

➡ 薬物治療に限界のある病態だが,本人の目標は胃管なしで食べること

これで解決! 次の一手

✚ 施行可能な治療をすべて行う

➡腸閉塞の病態と施行できる治療について本人に説明し,施行可能な治療をす
べて行い,その結果を本人と共有し,目標を設定する

【試してみた治療】

- ステロイドパルス療法（ソル・メドロール® 1 g/日，分1，3 日間）
- オクトレオチド 600 μg/日，3 日間
- 補液 500 mL/日に減量，3 日間

以後，オクトレオチドは 300 μg/日，ベタメタゾン 8 mg/日，補液は 1,000 mL/日に戻す

✚ 結果の共有と新たな目標の設定

➡ X 線所見の改善はないが，経鼻胃管（以下，胃管）からの排液量が 300 ～ 400 mL から 100 ～ 200 mL に減った．そのため，本人の希望もあり胃管を抜去したところ，数時間後から嘔吐が頻回となる

➡ **"施行可能な治療をすべて行っても胃管を入れずに食べることの実現はむずかしいこと"を本人と共有し，"胃管を入れたまま味わう"を目標とすることに納得が得られる．そして，自ら"退院して食事の支度をして家族に喜んでもらう"という新たな目標をみつけて退院**

今回，試すことのできる治療はすべて試してみましたが，やはり，ユリコさんの希望される"胃管を入れずに食べること"は実現がむずかしそうなのです．そこで，"胃管を入れたまま味わう"お手伝いができればと思っています．

可能な限りの治療を試していただいてありがとうございます．そうね，これからは胃管が入っていても"味わえる楽しみ"を目標にやっていきたいと思います．それから，調子がよくなって退院できたら，家族に食事の支度をして喜んでもらいたいわね．

- オクトレオチドは，胃管留置が決定したため漸減終了（嘔吐量を減少させる効果はあるので，胃管をときどき抜去する可能性があれば，オクトレオチドの継続も許容）
- ベタメタゾンは，食欲を亢進させてしまうため漸減終了

ユリコさんの場合

- 70歳台，女性．卵巣がん．術後再発，腹膜播種，腹部リンパ節転移，化学療法は終了．PS 1．

- 数週前から悪心があり食べられなかったが，頻繁に嘔吐するようになり入院．腹部は中等度膨満，吐物は便臭があり，1回約200 mLを1日約5回嘔吐．3日に1回程度，少量の泥状便が出ていた．

- 腸閉塞を疑いベタメタゾン4 mg/日を開始，禁食（飲水のみ可），補液（1,200 mL）が行われた．第3病日，嘔吐は飲水後のみとなり手拳大の軟便もあったため，第4病日より低残渣食を開始したところ，翌日より腹部膨満，頻回の嘔吐（便臭のある吐物）が再出現した．**胃管を挿入**したところ，3日間1,000 mL/日の排液が続いていたが，本人の強い希望で**4日後には胃管を抜去**した．

- 胃管抜去5日後（第10病日）より，飲水を始めたところ，翌日には腹部膨満と頻回の嘔吐が再出現．**腹部CTにて腸閉塞の診断**（図1）．がん性腹膜炎も併発し複数箇所の閉塞が疑われるため，手術適応はないと判断される．**胃管を再挿入**したところ2,000 mLの排液があったが，胃管の違和感が苦痛であるため**翌日には抜去**．**オクトレオチドが開始される**（第18病日）．20日間排便がなかったが，第23病日に1度泥状便がみられる．

- 胃管抜去14日後，飲水を開始したところ，腹部膨満，頻回の嘔吐が出現し，**3度目の胃管挿入**．800 mL排液の後は，200～300 mL/

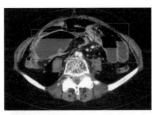
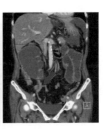

図1 腹部CT
空腸の拡張があり，ニボー形成を認める（枠内）．
空腸に閉塞起点を疑う所見あり（矢印）．

日と排液量はオクトレオチド投与前に比べて明らかに減少していた.
- 本人の希望で4日後に**胃管抜去**（第34病日）をしたところ，翌日から嘔吐が出現したため，**翌日4度目の胃管挿入**. 腸閉塞に対して緩和ケアチームに紹介された（第35病日）.

アセスメント

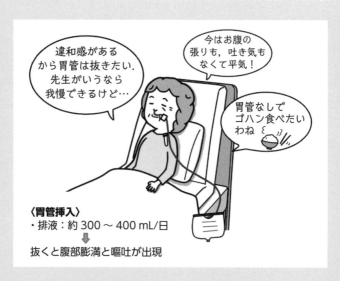

- 胃管が挿入されており，排液は約 300 〜 400 mL/日
- 胃管留置下では，腹部膨満感と嘔吐はないが，胃管を抜くと腹部膨満と嘔吐が出現する
- オクトレオチドを開始し，嘔吐量は減少しているが，胃管を抜けるほどの効果は得られない
- 輸液を 2,000 mL/日に増量した日に嘔吐量が増え「点滴を多くすると胃にたまって吐き気がする」という訴えがあり，以後輸液は 1,000 mL/日となっている
- 胃管に対する思い：「違和感があり抜去したい. しかし，先生が入れておいたほうがいいといえば我慢することはできる」

- 腹壁は，全体に硬く，ところどころ硬い腫瘤が触れる．圧痛なし，腸蠕動は軽度亢進
- 予後予測：PPS 80%，PaP スコア 0 点，PiPS-B 月単位
→ 臨床経過，腹部 CT（図 1）から小腸閉塞と考えられ，以下を踏まえて対応を検討

・ステロイド，オクトレオチドによる治療効果に限界がある病態
・本人の目標は，胃管を挿入せず，飲食をすること
・本人に薬剤への抵抗はなく，なんでもできることはやってほしいとのこと
・家族は本人の希望に沿いたい
・大腸の拡張や宿便は認めず，排便マネジメトは閉塞機転の改善には役立たないだろう

 メッセージ 1 　腸閉塞は閉塞部位によって治療方針が異なる

　閉塞部位が上部なのか下部なのかによって，症状が異なり，治療方針も異なってきます（表 1）．**嘔吐が大量または嘔吐が苦痛となっているなら，胃管を留置するのは上部閉塞でも下部閉塞でも同様**です．特に，患者に「食べたい」希望があれば，胃管を留置して"味わう"ことを楽しめるようにしたほうがよいことも多く経験されます．ただし，**長期の胃管留置になる前に，腸閉塞に対する薬物療法を試してみます**．

　薬物療法には主に，以下があります．

①抗浮腫作用による腸閉塞の開通を目的としたステロイド
②下部腸閉塞では，腸内容の減少を目的とした消化管分泌抑制薬（オクトレオチド，ブチルスコポラミン）

　上部腸閉塞（胃，十二指腸）（p.227 II-B-3 参照）では腸内容の停滞がほとんどないか少ないため，オクトレオチドやブチルスコポラミンによる効果はあまり期待できません（表 1）．そのため，ステロイドなどの薬物療法を試し，有効でない場合には胃管を留置したまま味わえるようにすることを提案します．（p.xi 消

表 1 機械的腸閉塞の主症状と対処方法

		上部腸閉塞	下部腸閉塞
症状	嘔吐	初期から激しく大量	後期に出現，または出現しないこともある
	吐物	胆汁様，水様，未消化物	便汁様
	腹痛	心窩部	下腹部
	腹部膨満感	なし	強い
	腸蠕動	正常	亢進（金属音）
対処法	ブチルスコポラミンオクトレオチド	効果は少ない	効果が得られやすい
	胃管などのドレナージ	• 一時的な減圧に有用 • 大量の嘔吐，または嘔吐が苦痛な場合には，長期のドレナージが必要	
	長期のドレナージ	必要なことが多い（嘔吐量が大量のことが多いため）	下記の要因により有用性が異なる • 腸閉塞の状況（嘔吐量，腹痛など） • 患者の嗜好（吐くことの苦痛，ドレナージに対する苦痛，食べることへの思いなど）
	手術	一般に，全身状態が良好で予後が 2 〜 3 ヵ月以上，閉塞部位が多発していない症例で検討される	

機械的腸閉塞：手術・放射線治療による癒着や，腫瘍による閉塞・壁外性の圧迫，がん性腹膜炎によるびまん性の閉塞などがある.
[余宮きのみ：ここが知りたかった緩和ケア，改訂第 2 版，南江堂，東京，p.215，2019 より改変し転載]

化管閉塞のアルゴリズム参照）．また，ユリコさんの主治医のように，胃液分泌量を減少させることを目的としてヒスタミン H_2 受容体拮抗薬，プロトンポンプ阻害薬が用いられることもあります.

 メッセージ 2　下部腸閉塞では "腸内容の貯留" に着目

下部腸閉塞のキーワードは，"腸内容の貯留" です．閉塞部位が下部であるほど，**"腸内容が貯留"** しやすいため初期には嘔吐は目立ちませんが，"腸内容の貯留" が進むと腹部膨満感や疝痛（腸蠕動亢進による痛み）が出現し，ついに嘔吐にいたります（**表 1**）．このように下部腸閉塞では，腸内容の貯留が症状としてあら

われるので，腸内容の減少に有効な**消化管分泌抑制薬（オクトレオチド，ブチル スコポラミン）**を積極的に試してみます（p.xi 消化管閉塞のアルゴリズム参照）．

ただし，漫然とした使用にならないよう効果を評価し，継続するか終了するか検討しましょう．特にオクトレオチドは，意識的に評価しなければ効果がわかりづらいことも多く，また有害性が低いため漫然と使用され，地域によっては在宅療養の障害になることがあります．

 メッセージ 3 ┃ **消化管分泌抑制薬の効果判定は**

それでは，どのようにして消化管分泌抑制薬の効果判定をするのでしょうか？ **"腸管内容物の減少＝減圧"を示唆する症状**を観察します．**悪心・嘔吐，腹痛の軽減，またドレナージしている場合には排液量の減少，排ガス・排便状況の改善，画像上の改善**などがあれば，効果があると考えられます．治療効果を判定するには，**これらの所見を治療前からきちんと評価しておく必要があります．**

また**オクトレオチド**の効果判定の評価時期については，一定の基準はありませんが，おおむね 1 ～ 2 週間でしょうか．筆者の経験で，「効果がないな」と思いながら使用していたら，3 週間たってはじめて排便が得られたこともあり，このあたりは腸閉塞の状況によって異なるでしょうから，**継続する益と害を定期的に検討**します．

また，**ブチルスコポラミン**は，抗コリン薬として消化液分泌抑制効果があるため，オクトレオチドの代替薬になりますが，同時に腸蠕動の抑制効果を併せ持つため，使用の主眼は"蠕動痛がある場合の症状緩和"です．**蠕動痛が軽減したかどうか**は自覚症状としてわかりやすいので，治療効果は判定しやすいと思われます．

 メッセージ 4 ┃ **time limited trial ──限界を見極めるための"強化療法"**

ユリコさんのように，薬物療法の効果が十分得られない場合には**3 日間程度，time limited trial** として，「**"オクトレオチド，高用量のステロイド，輸液の減量"を同時に行う**」ことがあります．薬物療法の限界を短期間で見極めるための"強化療法"です．強化療法で十分な効果がなければ，潔く薬物療法への期待を捨て，

胃管を留置しドレナージしながら味わうことを提案するなど，実現可能な目標について話し合います．

　加えて，ユリコさんのように，大量の輸液により腸液の分泌が増し苦痛が増強することはよく経験されます．輸液については，ガイドライン[1]においても臨床場面にぴったりあてはまるような推奨がありませんが，少なくとも輸液により苦痛が増えるなどの害が生じていないか評価し，輸液量を検討するようにします．

メッセージ 5　食べることがかなわなくても"味わう"ことは援助できる

　腸閉塞になると，当然のことながら禁飲食を余儀なくされます．進行がんで閉塞箇所が複数あるため手術や消化管ステントの適応がない場合には，絶食しても腸閉塞が改善しないことが多く，そうなると"一生食べることができない"ということになってしまいます．

　ユリコさんのように「食べたい」という希望をもっている場合には，薬物療法やドレナージを駆使して**"味わえる"ように援助**したいものです．

　薬物療法が有効な場合は，薬物療法を継続しながら食べます（p.xi 消化管閉塞のアルゴリズム参照）．ユリコさんの当初からの「胃管を入れずに食べたい」という希望は実現困難な目標だったため，1ヵ月間，胃管の挿入と抜去を繰り返す結果となっていました．**施行可能な治療は迅速に行い，その効果判定を行って，患者と食事についての実現可能な目標を話し合っていけるとよいでしょう．**

■ 文献

1)　日本緩和医療学会緩和医療ガイドライン作成委員会（編）：終末期がん患者の輸液療法に関するガイドライン 2013 年版，金原出版，東京，2013

B 薬剤をもっと使いこなす

Level II

5. 呼吸困難
——少量ミダゾラムを使いこなす

（頻呼吸・肩呼吸）苦しいです．もう少し楽なのがいいです．

現処方

・デキサメタゾン注射 4 mg/回，1日1回
・ヒドロモルフォン持続注射 24 mg/日

PROBLEM LIST

肺がん，肺転移による呼吸困難（低酸素血症を伴う）

これで解決！ 次の一手

＋ 少量ミダゾラムの開始：ミダゾラム持続静注 0.25 mg/時，レスキュー：
1.5 mg/回（15分おきに使用可）

➡静脈ルートがない場合には持続皮下注射

➡**ミダゾラムのレスキュー後には「今までにないような楽さがある」状態になる．4時間後には呼吸困難は NRS 1 程度となり，眠気はなく，家族と面談時はむしろ活気が出て談笑できるようになる**

・6日目：安静時呼吸困難が再び NRS 3 に増悪，レスキュー薬を 10 回/日必要とし，レスキュー分を上乗せしてヒドロモルフォンを増量した．しかし大きな変化はなかった．

→ミダゾラムを 0.5 mg/時へ増量，レスキュー：1.5 mg/回（15 分おきに使用可）

→**再び NRS 1 に軽減**，眠気も生じず念願の外泊を果たすことができた

- 8 日目：安静時呼吸困難に対してミダゾラムのレスキューが 1 〜 2 時間に 1 回程度必要となり，呼吸不全も進行（呼吸数 30 回/分，O_2 リザーバー付マスク 8 L で SaO_2 90 %台後半を維持），深い持続的な鎮静が必要な状況と判断された．本人，家族からも穏やかに過ごしたいとの一貫した希望があり，レスキュー分を上乗せし**ミダゾラム 2.5 mg/時に増量**した

→**その後は覚醒することなく過ごし，深い持続的鎮静を開始した 2 日後に永眠（少量ミダゾラム開始から 10 日目）**

ユミコさんの場合

- 40 歳台，女性．左上葉原発肺がん，肺内転移，リンパ節転移，五次化学療法終了直後．PS 4．eGFR 111 mL/分．
- 1 年半前からのがん疼痛，5 ヵ月前からの労作時の乾性咳嗽，呼吸困難に対して，経口ヒドロモルフォンを漸増していた．今回，乾性咳嗽，呼吸困難が増悪したため入院．
- 安静時呼吸困難（NRS 3，目標 NRS 2）のため，前日，レスキュー 1 日総量の 70 % 分を上乗せし増量した（ヒドロモルフォン 14 mg/日，レスキュー 1.2 mg/回➡ヒドロモルフォン 24 mg/日，レスキュー 1.4 mg/回）．しかし，安静時呼吸困難は NRS 3 のままと不変であった．一方，トイレ歩行時，強い呼吸困難（NRS 6）があるため予防的にレスキュー薬を使用していたが，安静になった後も自制内になるまで 15 分要していたものが，1 分程度で落ち着くようになり，労作時の呼吸困難には若干の増量効果がみられた．本人は，トイレでの排尿を強く希望している．
- そのようななか，前日はじめて，激しい"きっかけなく突発的な呼吸困難"が出現．レスキューを 15 分間隔で 4 回使用してようやく治まる状況であったため，緩和ケアチームに症状緩和のため紹介された．

🖊 アセスメント

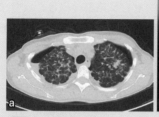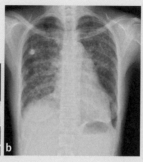

図1 胸部画像所見
a：胸部CT．両側肺転移．両側気胸もみられる．
b：胸部単純X線

- 呼吸数：30回/分と促迫しやや浅くリズムは正常，酸素飽和度97％（O₂鼻カニュラ2L）
- 呼吸困難：安静時NRS 3，労作時NRS 6〜8．目標NRS 2．
  ・トイレ動作で強い呼吸困難が生じ，酸素飽和度が70〜80％台に低下する
  ・前日から，きっかけなく生じる突発的な呼吸困難が生じる
- 胸部画像所見（図1）：原発巣，肺内転移ともに増大
- 予後予測：PS 4，KPS 0％，PPI 10点．臨床的には予後1〜2週間以内，あるいは日にち単位の可能性が考えられる

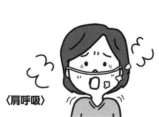

〈呼吸困難〉
・安静時：NRS 3
・労作時：NRS 6〜8

・前日から，きっかけなく生じる突発的な呼吸困難あり

〈肩呼吸〉

→ がん終末期の呼吸不全．オピオイドを増量しても十分な緩和が得られない安静時呼吸困難と突発的な呼吸困難があり，オピオイド以外の対応が必要

メッセージ 1 　呼吸困難の症状緩和の基本

　呼吸困難の症状緩和の基本，それは，**①オピオイドの調整を行い，②病態によりステロイド*を使用すること**です．そして，進行終末期になり症状が増強してくる時期は，第3の薬剤，**③ベンゾジアゼピン系薬**の出番になります．**ベンゾジアゼピン系薬をいかにうまく使いこなすか，それが進行終末期の症状緩和の良否になる**といっても過言ではありません．

　また，呼吸困難が突発的な場合，きっかけの有無，時間帯による増強の有無を確認し対応することも忘れてはなりません（**図2**）．きっかけを避けるための生活指導・援助，予防的レスキュー，また症状が増悪する時間帯があれば，その時間帯に合わせた予防的レスキュー，オピオイドの増量といった対応を並行して行います．

　このような症状緩和の基本，すなわち，①オピオイドを増量しても，②病態によりステロイドの併用を行っても，加えて突発的な呼吸困難への基本的対応をしても，十分マネジメントできない場合，③ミダゾラムの出番となります．

*ステロイドによる抗炎症，抗浮腫作用に基づき，がん性リンパ管症，上大静脈症候群，腫瘍気道閉塞，がん性胸膜炎，薬剤性・放射線性肺障害などで効果が期待されます．

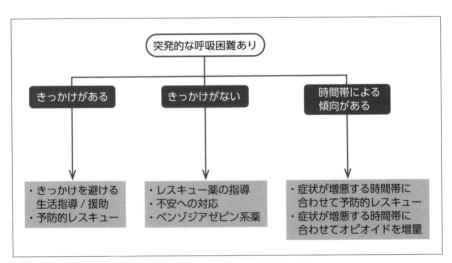

図2　突発的な呼吸困難の治療イメージ

メッセージ 2 **"鎮静を意図しない少量ミダゾラム"は早めに試す**

　ミダゾラムは開始時期と投与量が重要です．まだ筆者がミダゾラムを鎮静薬としてのみ使用していたころは，モルヒネを増量しても安静時の呼吸困難がマネジメントできなくなると，ミダゾラムなどで鎮静をしていました．そして，安静にもかかわらず激しい呼吸困難に襲われてから，緊急で深い鎮静をしなければならないことをよく経験していました．

　終末期の鎮静は，"お話ができなくなるかもしれない"ことを患者，家族，チームで相談する必要があり，患者，家族にとってストレスの高い医療行為といえます．

　その後，**少量のミダゾラムであれば眠気は生じずに呼吸も楽**になり，最期の数日，数週間をよい時間として過ごせるという経験を積むことになり，"眠気をつけること（鎮静）"を目的とするのではなく，"症状緩和の一手段として少量ミダゾラムを試す"といったとらえ方で使用するようになりました．そして，**疼痛治療の鎮痛補助薬のような感覚で，ミダゾラムを早めに導入**できるようになりました．その結果，"安静時に突然の激しい呼吸困難（±呼吸不全）➡深い鎮静！"という緊迫した状況は経験しなくなりました．

> **COLUMN** 　**少量ミダゾラムの調整**
>
> 　ミダゾラムを開始したら，眠気に注意しながら効果が得られるまで必要に応じて漸増します．眠気が生じない範囲で呼吸困難が和らぐことはしばしば経験されます．まれに眠気が出る場合がありますが，その場合には生理食塩水で薄めて減量*します．
>
> *例：ミダゾラム 4 mL ＋生理食塩水 4 mL，0.05 mL/時（0.125 mg/時），レスキュー 1 回 0.5 mL（15 分おきに使用可）

 メッセージ 3 **"症状緩和としてのミダゾラム"使用に抵抗がある場合**

　ミダゾラムを症状緩和に使用するのは，抵抗感がある医療者もいることでしょう．その場合は，単回投与で安全性を確認してから持続注射を始めてもかまいま

せん．ミダゾラムは半減期が 2 ～ 6 時間程度と比較的短いため，**単回で少量の ミダゾラム（1.5 mg 程度）を使用するぶんにはほとんど呼吸抑制の心配はあり** ませんし，生じたとしても半減期が短いので薬効は遷延しません．

また，通常はミダゾラム 0.25 mg/時で開始していますが，眠気や呼吸抑制が 懸念されるようなら，**半量の 0.125 mg/時からの開始でもかまいません**．

一般に "呼吸困難で不安感がある場合に抗不安薬" といわれますが，**がん患者 の呼吸困難は不安が関連しやすく，潜在的に不安があると思って対応したほうが** よいでしょう．呼吸はまさにバイタルサインであり，そのため呼吸困難が死のイ メージ，不安や恐怖につながることは容易に想像できます．そして不安と緊張が さらに呼吸困難を増悪させる，という悪循環に陥りやすいといえましょう．

✉ メッセージ 4 　呼吸困難のマネジメントは，先手必勝！

安静時にもきっかけなく突然，**"突発的な呼吸困難" が出現する場合には，日 にち単位の余命の可能性**がないかをまず考えましょう．"突発的な呼吸困難" が 出現し，余命が日にち単位の可能性が考えられるなら，少量ミダゾラムを開始し ます．そうしないと，**突発的な呼吸困難の頻度は日に日に増し "苦痛に満ちた最 期" になる可能性**があります．

呼吸困難は，ほかの苦痛症状と異なり，一歩早めに， 先んじて手を打つことが上質な緩和ケアにつながり ます．その際の武器がミダゾラムです．鎮静を目的 とするとハードルが高いミダゾラムも，疼痛治療で の鎮痛補助薬というような位置づけで使いこなせる と，最期まで穏やかに過ごせる人が増えるのではな いかと考えます．

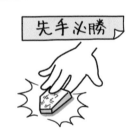
先手必勝

注意!! 　逆にミダゾラムを気軽に使用しないほうがよい場合があります．それは， 上気道の狭窄による呼吸困難がある場合です（p.247 II-B-6 のような症例）．上気道 の確保ができない状況での呼吸抑制は，命取りになる可能性があるので，さらに少 量からの開始（例：0.125 mg/時）とし，慎重な評価のもとに使用します．

B 薬剤をもっと使いこなす

6. 緊急脱出に ステロイドパルス療法

……（左頬部が腫れてゼーゼーいっている様子．話ができないくらい苦しいので無言）

息子は昨日から，左頬の腫れがひどくなって赤く腫れあがって，息もゼーゼーしていて話もできません．このまま眠って話ができなくなってしまうのでしょうか．

左顎下の再発腫瘍が急速に大きくなって，喉頭浮腫も強くなっていると思います．家族には持続的な鎮静のお話をしました．

現処方

・ヒドロモルフォン持続注射 48 mg/日（外来ではヒドロモルフォン徐放製剤 192 mg/日使用していた）
・デキサメタゾン 2 mg/日，朝 1 回
・酸素投与（鼻カニュラ 2 L/分）

PROBLEM LIST

腫瘍による咽頭腔狭窄

喉頭浮腫による呼吸困難

これで解決！　次の一手

✚ **メチルプレドニゾロン 1 g/日，朝 1 回，点滴静注，3 日間**

➡投与 1 時間後には，吸気時，呼気時喘鳴は消失

➡傾眠傾向ながら呼名にて開眼し「楽になった」ということができる．4 時間後には，本人から酸素（鼻カニュラ）をはずしたいとの希望があり，はずしたところ酸素飽和度 90％台後半（room air）に維持できたため，そのまま酸素投与を終了

➡翌日は，呼吸困難は軽度で，通常の会話，筆記もできるほどに改善．3 日目には呼吸困難は消失，シャワー浴を行い少量のゼリーを食べたりテレビをみて過ごせるまでになった

➡4 日目にメチルプレドニゾロンは終了し，ベタメタゾン 24 mg/日，朝 1 回開始，死亡まで 20 日間継続

➡**経過中，呼吸状態は安定しているが痛みが増悪したため，ヒドロモルフォンを漸増し対応した．20 日後，突然の動脈出血のため死亡．出血直前まで意識は清明で自立した生活を送ることができた**

📎 リョウタさんの場合

- 20 歳台，男性．左舌がん術後．左顎下部再発．化学療法後．
- 左顎下腫瘍増大に伴う咽頭腔狭窄，喉頭浮腫による呼吸困難で緊急入院（図1）．
- 主治医より，痛みに対して使用していたヒドロモルフォンを徐放製剤から持続静注に変更されている．デキサメタゾン 2 mg/日は，鎮痛補助薬として 1 ヵ月前から外来で使用されていた．
- 症状緩和（終末期の鎮静）を目的に緩和ケアチームに紹介された．

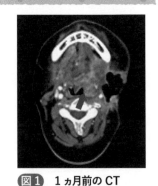

図1　1 ヵ月前の CT

左下顎部腫瘍は，外側は耳下腺に浸潤，内側は咽頭腔の狭窄（矢印）を生じている．皮膚の側は潰瘍を形成している．

アセスメント （入院3日目）

- ファーラー位で閉眼．左顔面〜頸部の腫脹著しく，軽度発赤あり
- 苦痛のため会話は困難
- 左顎下部は6cm大の自壊があり，頸動脈と思われる管状構造物もみられる
- 呼吸数40回/分と促迫，吸気時喘鳴（＞呼気時喘鳴）が著しく，上気道狭窄が疑われる
- 酸素飽和度86％（room air），酸素投与にて93％

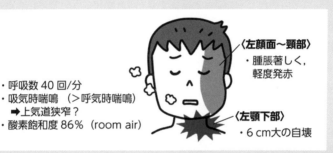

・呼吸数40回/分
・吸気時喘鳴（＞呼気時喘鳴）
➡上気道狭窄？
・酸素飽和度86％（room air）

〈左顔面〜頸部〉
・腫脹著しく，軽度発赤

〈左顎下部〉
・6cm大の自壊

➡喉頭浮腫による呼吸不全（閉塞性換気障害）を伴う呼吸困難．耐えがたい苦痛があり緊急的な対応が必要だが，終末期の鎮静前に本当に治療抵抗性か判断する必要もある

> 少しでも呼吸不全を改善することで症状緩和が得られないかな…．

 メッセージ 1 　**ステロイドパルス療法は条件が確認でき次第，迅速に行う**

　ステロイドパルス療法（短期間でのステロイドの大量使用）は，危険な病状から緊急脱出を図ることを目的に，さまざまな炎症性疾患や循環虚脱による血圧降下などに対して広く用いられています．進行がん患者では，腫瘍による咽頭腔狭

窄，喉頭浮腫，気管狭窄，脳浮腫などの急性増悪により，直接生命予後にかかわる緊急事態となります．加えて，意識障害をきたすまでの間の苦痛は激しいことが多く，迅速な緩和ケアが求められます．

　緊急的な事態では，苦痛緩和に対して持続的な鎮静が検討されることも多いでしょう．しかし，ステロイドパルス療法によって症状が劇的に改善すれば，**鎮静が不要になったり，鎮静までの期間を延長させ，有意義な時間とすることができます．また，緊急避難的な抗浮腫効果により延命につながることもあります．**このような緊急事態でステロイドパルス療法を行う際のポイントは以下の通りです．

---

①耐糖能異常の病歴がないことを確認する（高血糖による病態悪化を避けるため）

②高齢者では原則的には避けるか，減量して行う（せん妄および高血糖などの代謝異常のリスクが高いため）

③迅速に行う（生命の危機に瀕しているなかでの著しい苦痛であるため，上記2点を確認できれば躊躇なく行う）

✉ メッセージ 2　　高用量ステロイド（パルス療法）である理由

　生命の危機に瀕しているなかでの著しい苦痛がある場合，ステロイドの開始量が少量のために効果が得られないからといって，**さらに増量して効果判定する時間的な余裕はありません．**最大投与量を1回投与すればステロイドが有効かどうかは，当日〜翌日にはわかります．長くとも3日投与し効果がなければ，ステロイドへの期待は捨て，潔く中止します．

　また，ステロイドというと副作用が心配になりますが，ステロイドパルス療法は短期投与なので，急性の副作用にさえ注意すれば，長期投与による副作用のリスクは問題となりません（**表1**）．

✉ メッセージ 3　　パルス後のステロイドの継続，減量，中止をどうするか

　ステロイドの長期投与時の副作用（表1）は，"用量が多い，期間が長い"ほど生じやすいため，高用量のステロイドで最大限の効果を得た後は，一般に漸減し

表1 ステロイドの副作用

【急性の副作用】投与当日から注意すべき副作用	
高血糖	• 耐糖能異常の病歴を見逃さない • 血糖は，ステロイド投与5〜8時間後に最高になるため，午後（昼食後，夕食前後など）の血糖をチェックする
不眠，興奮，せん妄	• 高齢，薬剤性せん妄の既往，脳血管障害の既往，脳転移，認知症のある場合には注意する
【長期投与時の副作用】投与数週〜数ヵ月に及ぶ際に注意すべき副作用	
易感染性	• 一般細菌，ウイルス，帯状疱疹，真菌，結核などの日和見感染の発現に注意し，早期発見に努める
口腔カンジダ	• 口腔内の保清と保湿を心がける • 常に口腔内の観察を行い見逃さない
消化性潰瘍	• NSAIDsはCOX-1，COX-2の阻害，ステロイドはCOX-2の阻害によりプロスタグランジン産生を抑制し消化管の粘膜障害を生じうる • ステロイド使用中の消化性潰瘍は，NSAIDsとの併用がリスク因子になるため，ステロイド開始と同時にNSAIDsの中止を原則とする
ステロイド糖尿病	• 発症までの期間は個人差が大きいが，投与2〜3ヵ月以内に血糖上昇傾向が出現することが多い • ステロイド投与中は，血糖値，HbA1c，尿糖検査を定期的に行い，重症糖尿病の早期発見に努める • 終末期においては厳格な血糖管理は必要なく，随時血糖180〜360 mg/dLで症状がないことを目標とする
満月様顔貌	• 長期投与となる場合にはあらかじめ説明しておき，患者が気にする場合には対応を検討する
ステロイドミオパチー	• 高用量の場合には常に念頭におく • 高用量を長期使用する場合はプレドニゾロンに変更する
副腎不全	• 長期間生理量を超えるステロイドを使用している患者で急にステロイドを中止したときに生じる • 特にクッシング徴候（満月様顔貌，中心性肥満，皮膚の菲薄化など），長時間作用型（デキサメタゾン，ベタメタゾン），投与回数が多い，夜の投与などで生じやすい • 対策として，減量・中止時は漸減する．時に致死的となるが現疾患の悪化との鑑別がむずかしい

少量で維持もしくは中止します．

　一方，**ステロイドの減量方法に定まったものはありません**．実際には，**ステロイド投与による益と害のバランスを個々の患者ごとにチームで検討する**ことにな

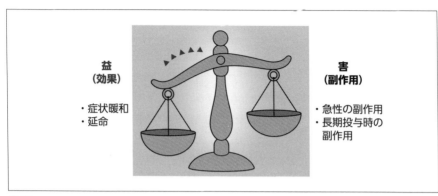

図2 ステロイド投与の考え方

ステロイド投与の開始，継続，投与量については，益と害のバランスをチームで検討する．
副作用は，"急性の副作用"と"長期投与時の副作用"を分けて考える．

ります（**図2**）．リョウタさんのようにステロイドが救命に寄与している可能性
のある場合には，ステロイドの減量，中止は死を意味することを念頭におかなけ
ればなりません．また，ステロイドの副作用として，短期投与でも問題となるの
は高血糖と精神症状（不眠，興奮，せん妄）の2つです（**表1**）．

　したがって，耐糖能異常がなく，精神症状の副作用に忍容性があるならば，長
期投与による副作用を懸念するだけの余命は残っていない，と考え**高用量で継続
することも容認される**と思います．そして，病状の進行で意識レベルが低下した
段階でも，ステロイドによる延命の可能性が考えられるなら，**高用量で継続する
選択肢**も残るでしょう．逆に，ステロイドにより覚醒レベルが上がり，かえって
苦痛が増すなどの害が出てくれば減量，中止を検討することになります．

　このように，日々評価を行いながら投与量をチームで検討します．

7. 進行がん患者の経口睡眠薬の調整はこうする

半年前に痛みが出てから不眠になりました。痛みは消えたのに，不眠はずっと続いています。そのせいか，ときどき気持ちが不安定になります。

現処方

- ・ゾルピデム 5 mg/日，眠前（不眠時：エスゾピクロン 2 mg/回）
- ・ヒドロモルフォン徐放製剤 2 mg/日，眠前
- ・ミロガバリン 30 mg/日，分 1
- ・メマンチン 10 mg/日，眠前（メマンチンについては p.15 I-A-3 参照）
- ・ナルデメジン 0.2 mg/日，分 1

PROBLEM LIST

夜間不眠

これで解決！ 次の一手

✚ 睡眠薬によるマネジメント

→ 表 1 の 4 日目よりスタート

→ 結果的に，**フルニトラゼパム 2 mg ＋トラゾドン 50 mg，眠前にて眠れるようになった**。不眠時の屯用：ゾルピデム（ほとんど使用せずにすんでいる）

表1 睡眠マネジメントの考え方

あくまでも考え方を示すもので一例である. 特に投与量は, 前日の薬剤に対する反応により調整する.

トラゾドン：ベンゾジアゼピン系薬だけでは睡眠が得られにくい場合に, 抗うつ薬のなかでも鎮静作用の強いものとして使用.

トラゾドンの代わりにミルタザピン：悪心を合併している場合は**ミルタザピン**（例：15 mg ～, p.213 II-B-1 参照）を用いるとよい.

トラゾドンの代わりにクエチアピン：トラゾドンが無効な場合や, せん妄がある, あるいはせん妄の既往がある場合などは, トラゾドンの代わりに**クエチアピン**（例：25 mg ～）を用いるとよい. クエチアピンを用いる場合には, 前日に屯用で用いたクエチアピンを上乗せして, 眠前のクエチアピンを増量していくとよい. クエチアピンは, 鎮静作用が強いこと, 半減期が短く調節性がよいこと, 投与量の幅が広いこと（上限 600 mg/ 日）から, 睡眠調整薬として使用しやすい（ただし, 高血糖と保険適用外であることに留意）.

経　過	指示例		臨床所見例
	定時（眠前）	必要時指示	
1日目	エスゾピクロン 1 mg（ルネスタ®）	①エスゾピクロン 1 mg ②エスゾピクロン 1 mg	21 時にエスゾピクロン服用後も眠れず, 22 時にエスゾピクロン追加するが朝まで浅眠で熟睡感なし
2日目	ゾルピデム 5 mg（マイスリー®）	①エスゾピクロン 1 mg ②エスゾピクロン 1 mg	21 時にゾルピデム服用後も眠れず, 22 時にエスゾピクロン追加するが朝まで浅眠で熟睡感なし
3日目	ブロチゾラム 0.25mg（レンドルミン®）	①ゾルピデム 5 mg ②エスゾピクロン 1 mg	21 時にブロチゾラム服用後 2 時間入眠するが, 覚醒. 23 時にゾルピデム内服するが眠れず, 3 時にエスゾピクロン内服し 6 時ごろまで入眠
【ヤヨイさんの場合, ここから緩和ケアチーム介入】			
4日目	フルニトラゼパム 1 mg（サイレース®）	①ブロチゾラム 0.25mg ②エスゾピクロン 1 mg	21 時にフルニトラゼパム服用後 3 時間入眠するが, 覚醒. 0 時にブロチゾラムを内服入眠. 3 時に再覚醒エスゾピクロンを内服して 6 時まで入眠
5日目	フルニトラゼパム 1 mg ＋トラゾドン 50 mg	①ブロチゾラム 0.25mg ②ゾルピデム 5 mg	21 時にフルニトラゼパム＋トラゾドンを内服し, 5 時間入眠. 2 時にブロチゾラムを内服 5 時まで入眠. 6 時まで浅眠
6日目	フルニトラゼパム 1.5 mg ＋トラゾドン 50 mg	①ブロチゾラム 0.25mg ＋トラゾドン 25 mg ②ブロチゾラム 0.25mg	21 時にフルニトラゼパム＋トラゾドンを内服し, 朝 5 時まで入眠

ヤヨイさんの場合

● 50 歳台，女性．肺腺がん，化学療法中，多発骨転移（放射線治療後），多発脳転移（放射線治療後）．PS 0．eGFR 85 mL/分．2 型糖尿病．アルコールは機会飲酒．

● 2 年前から，化学療法を継続中．第 5 腰椎（L5）転移による両下腿の強い痛みがあったが，放射線治療と現処方で痛みは消失した．

● 今回，新たな抗がん薬の導入目的で入院．半年続いている不眠に対して緩和ケアチームに紹介された．

アセスメント

● 痛みはない

● 4 年前，仕事人間の夫がうつ病となったのをきっかけに，本人も夜間不眠となり近医でゾルピデム 5 mg/日を開始された（最初にスボレキサントを処方されたが，効果なく中止されている経緯あり）

● 2 年前，肺がん発症後もゾルピデム 5 mg で眠れていたが，骨転移の痛みが出現してから不眠となった

● 放射線治療と現処方で痛みは消失したが，半年間，不眠が持続し苦痛となっている

● ゾルピデム 5 mg にエスゾピクロン 2 mg を加えても浅眠で熟睡感が得られない（中途覚醒）

● 性格は穏やかで，家族内でもムードメイカー的な存在だった．うつ病はない

● 病状が漸次進行している説明を聞くたびにショックを受けるが，気持ちを周囲に表出しており，家族の寄り添いにより支えられていると感じている．骨転移による下腿の感覚鈍麻のため，今まで通り家事をこなせないことを残念に思う気持ちは強いものの，自分の最期の仕事は，死後に家族が困らないように準備をすることと考えて，生活をしている

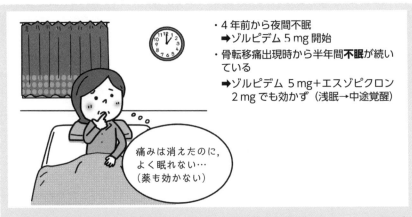

- ・4年前から夜間不眠
  ➡ゾルピデム5mg開始
- ・骨転移痛出現時から半年間**不眠**が続いている
  ➡ゾルピデム5mg+エスゾピクロン2mgでも効かず（浅眠→中途覚醒）

痛みは消えたのに、よく眠れない…（薬も効かない）

➡過去の痛みの体験や心理的ストレスから夜間不眠が続いている．QOL向上のために睡眠薬による調整が必要

 メッセージ 1　　**進行がん患者の不眠をあなどるなかれ**

　進行がん患者は，心身の苦痛などからしばしば不眠となり睡眠マネジメントが必要となります．さらに，過去に強い痛みや持続的な痛みを経験した患者のなかには，ヤヨイさんのように鎮痛が得られた後も睡眠障害を訴える場合が経験されます．その理由について，近年の基礎研究から想定されていることを簡単に説明したいと思います．

　痛みや痛みに伴う情動に関与している大脳（帯状回など）は，同時に睡眠・覚醒にも深くかかわっています（図1）．だから，痛いと眠れないのです．さらに，**強い痛みが長期間続くと，情動発現に関与する大脳（帯状回など）に機能変化が起こります**[1]．これは，**鎮痛が得られた後も睡眠障害が持続する**理由となります．

　また，神経障害性疼痛モデルなどでは，脳内のグルタミン酸神経系が活性化し（NMDA受容体の活性化），それによりGABAの遊離量が低下する（ベンゾジアゼピン系薬はGABAを活性化する）のだそうです．そのため，神経障害性疼痛が生じるとGABA神経系の伝達効率が低下し，**ベンゾジアゼピン系薬の作用が減弱する**ということが生じます[1]．GABAの働きが低下すれば，当然，不眠や不安を招く可能性があります．

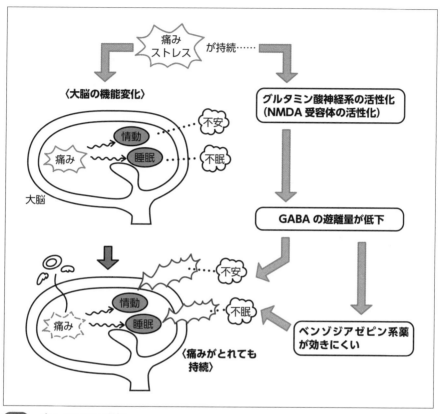

図1 痛みと不眠の関係

　ひと言でいうと，**痛いと不眠，不安になる，そして睡眠薬の効きが弱くなる**わけです．さらに**過去に痛かった人は眠りにくくなる**ということです．過去から現在にわたり，心身の苦痛を抱えてきた進行がん患者の多くが不眠となり，徐々に難治性になることもうなずけます．このようなことからも，**進行がん患者における不眠は，積極的にマネジメントすべきです**．疼痛治療とともに，十分な睡眠マネジメントが得られるか否かが，**進行がん患者の QOL 向上を左右する**といっても過言ではありません．

　眠前服用，不眠時1回目，2回目の服用と，段階的に短時間作用型の薬剤にしていくことがコツです．なぜなら，眠前服用は朝までの時間がもっとも長く，不眠時1回目，2回目…と時間が進むにつれて明け方に近づいていくからです．このようにすると，持ち越し効果を最小限にしながら，効果的な睡眠マネジメントが得られます．

よい例：（眠前）長時間作用型 → （不眠時1回目）中時間作用型
　　　　　 → （不眠時2回目）短時間作用型

　もし逆に，段階的に長時間作用型の睡眠薬を追加していくと，日中に持ち越して昼夜逆転になってしまいます．明け方に長時間型の睡眠薬を投与するのは，看護師も躊躇するので，結果的に患者は眠れないことになります．

悪い例：（眠前）短時間作用型 → （不眠時1回目）中時間作用型
　　　　　 → （不眠時2回目）長時間作用型
　　　　　 …日中に眠気を持ち越してしまう！

　表1はあくまでも目安ですが，このような考え方で毎日睡眠薬を調整すれば，最短の時間で安全に睡眠薬を調整することができます．また必ずしも，1日目，2日目，3日目…と順番に進める必要はありません．個々の患者の**薬効（何時間眠れたか，持ち越しはあるか）**を評価し，適宜飛び越えてかまいません．たとえば，1日目でエスゾピクロンを追加してもまったく眠れなかった場合には，2日目を飛ばして3日目あるいは4日目の処方を試してみる，持ち越しがあれば，1日分元に戻る，などです．

■ **文献**
1)　成田年他：痛みと情動障害—痛みの細胞記憶．日神精薬理誌 35：89-95，2015

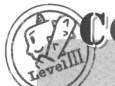

痛み以外のむずかしい症状も もっと対応できる

1. 下剤を使っても便が出ない!

 大腸刺激性下剤を使っても便が出ません! それどころか, 蠕動亢進（しぶり腹）と便意（頻繁なトイレ通い）で患者さん, 疲れ切っています!

現処方

- オキシコドン徐放製剤 20 mg/日, 分 2（12 時間おき）
- 酸化マグネシウム 1.8 g/日, 分 3
- 大腸刺激性下剤〔炭酸水素ナトリウム・無水リン酸二水素ナトリウム配合剤（新レシカルボン® 坐剤）1 錠/日, ピコスルファートナトリウム内用液 15 滴（7.5 mg）/日, 分 1, モサプリド 15 mg/日, 分 3〕

PROBLEM LIST

溢流性便秘

これで解決! 次の一手

+ オリーブ油停留浣腸を行う

→午前中にオリーブ油停留浣腸を行ったところ, 数十分後に泥状便に続いて, ピンポン玉大の硬便が 7 つ排便された. 午後になってもしぶり腹は続いていたが, グリセリン浣腸をしたところ, 有形軟便が中等量出た

→蠕動を亢進させることなく, 便を排出させることができた

+ いったん大腸刺激性下剤は中止する

→徐々に蠕動亢進による頻繁な便意は軽減し, 翌日には消失した

✚ 便がある程度排出されたら，便秘治療薬を開始する

➡便秘治療薬の例：ナルデメジン 0.2 mg/日とリナクロチド 5 mg/日を定期的に使用，便秘時に大腸刺激性下剤または浣腸

トオルさんの場合

- 60 歳台，肺がん．PS 0，もともと便秘症．
- 3 ヵ月前から，両上腕骨転移による痛みにオキシコドン 20 mg/日とともに酸化マグネシウム 1.8 g/日併用していた．
- オキシコドン開始後は便秘がひどくなり，排便時いきんでようやく少量の硬い便が出るような状況が続いていた．2 週間前からは水様便しか出なくなっていた．
- そのうち「お腹が張る」ようになり，腹部単純 X 線（**図 1**）を撮影したところ，便秘による腹部膨満との診断で入院．
- 新レシカルボン®坐剤を使用したところ，しぶり腹となり，数十分おきに便意を催し，トイレに頻繁に通うようになる．水様便しか出ないため，数日後ピコスルファートナトリウム内用液 15 滴とモサプリド 15 mg/日を開始したが，昼夜を問わず強い便意でトイレに通うことが続いている．何をやっても有形便が出ないため，緩和ケアチームに紹介された．

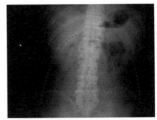

図1　腹部単純 X 線（入院時）
上行結腸から下行結腸にわたり便の貯留が認められる（骨盤内の画像が撮影できておらず，直腸，肛門内の糞便の詳細は不明）．

アセスメント

- 診察中も 5 分とたたないうちに，便意でトイレに駆け込むような状況
- 腹部：鼓脹し，腸蠕動は亢進
- 頻繁な便意があるが，水様便

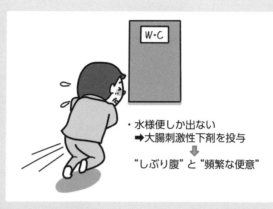

・水様便しか出ない
➡大腸刺激性下剤を投与
　　⬇
"しぶり腹"と"頻繁な便意"

➡ 溢流性便秘に大腸刺激性下剤を使用したことで，蠕動亢進による"しぶり腹"と"強い便意"を生じさせてしまっている．蠕動を亢進させずに迅速に排便を得る必要がある

　　溢流性便秘では，まずはオリーブ油浣腸を

　オピオイドを月単位以上の期間にわたり使用している患者が，何の誘因もないのに**"下痢"を訴えたら，逆に"便秘"を疑いましょう**．宿便では，しばしば硬便が栓になり，軟～水様便しか隙間を通過できないためにみかけ上は下痢となるのです．本当の下痢ではなく，水様便の溢流です．

　溢流性便秘にまで進展した宿便では，便秘治療薬の調整だけでは対応できないことがあります．便が直腸まで移動していれば，通常は大腸刺激性下剤，坐剤やグリセリン浣腸で便を排出させることができます．ところが，これらの対処を行っても，トオルさんのように排便が得られないと，蠕動亢進による苦痛に苦しむことになります．

　緩下薬や便処置では苦しいばかりで便は出ない，そんな窮地を救ってくれる技が，オリーブ油による浣腸（オリーブ油浣腸）です（図2）．トオルさんのような溢流性便秘では，まず，オリーブ油浣腸で**蠕動を亢進させることなく宿便を排出させます**．

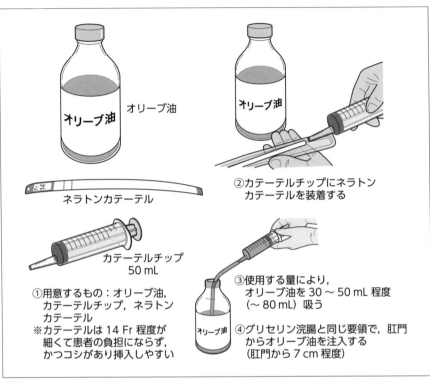

オリーブ油

オリーブ油

ネラトンカテーテル

②カテーテルチップにネラトン
カテーテルを装着する

カテーテルチップ
50 mL

①用意するもの：オリーブ油，
カテーテルチップ，ネラトン
カテーテル
※カテーテルは 14 Fr 程度が
細くて患者の負担にならず，
かつコシがあり挿入しやすい

③使用する量により，
オリーブ油を 30 ～ 50 mL 程度
（～ 80 mL）吸う

④グリセリン浣腸と同じ要領で，肛門
からオリーブ油を注入する
（肛門から 7 cm 程度）

図2 オリーブ油浣腸

オリーブ油を注入後は，下着にパットをあてておく.

①眠前の停留浣腸：就寝前に数分かけて注入する．一晩停留させて，固まった宿便を軟ら
かくする．停留させていると就寝できないという患者では，朝に実施する.

②朝に実施:生活動作のなかで自然にオリーブ油だけが排出されてしまうことがある．オリー
ブ油が排出された後，禁忌がなければグリセリン浣腸を行うと，硬便がオリーブ油で軟
化しているので排便が得られやすい（トオルさんはこの方法で成功）.

[余宮きのみ：ここが知りたかった緩和ケア，改訂第 2 版，南江堂，東京，p.209，2019 より引用]

✉ **メッセージ 2** **オリーブ油浣腸のメリットは刺激が少ないこと**

　オリーブ油浣腸のメリットは，ずばり，グリセリン浣腸よりも腸蠕動刺激が少
なく，腹痛を誘発しない点です．がん患者では**宿便やがん性腹膜炎などで腸閉塞
の一歩手前**のような状態のことがあります．このような状況でグリセリン浣腸を

使用すると，トオルさんのように蠕動亢進により激しい腹痛が生じてしまいます．このような，**大腸刺激性下剤やグリセリン浣腸で排便が得られず腹痛だけを生じてしまう**事態では，オリーブ油浣腸は切り札になります．実際，トオルさんは，にっちもさっちもいかない状況に陥っていました．

1回の浣腸で宿便が解消する場合もありますが，排便までに1週間ほどかかる場合もあります．排便が得られるまで，基本的には毎日1回オリーブ油浣腸を続けます．

オリーブ油浣腸で宿便を取り除けたら，今後このような事態に陥らないように，個々の患者にあった便秘治療薬の調整を行いましょう（p.178 Ⅱ-A-1，p.184 Ⅱ-A-2 参照）．

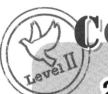

痛み以外のむずかしい症状も もっと対応できる

2. 切り札のない
腹水による腹部膨満感

ずっと痛みは（NRS）10 くらいのつらさがあります．レスキューすると効くときは（NRS）7 くらいまでになるけど，1 時間ぐらいしかもちません．効かないときもあります．お腹が"グー"って張る感じで，ウエストサイズの小さすぎるスカートをはいている感じ．夜は，お腹が苦しくてほとんど眠れません．

現処方

・ヒドロモルフォン持続注射　0.15 mg/時，レスキュー：0.15 mg/回（15 分おきに使用可）

・便秘治療薬（ナルデメジン 0.2 mg/日，分 1，ルビプロストン 48 µg/日，分 2）

・デキサメタゾン 2 mg/日，朝 1 回

・メトクロプラミド 15 mg/日，分 3

PROBLEM LIST

\# 悪性腹水による腹部膨満感

\# 腸管内圧の上昇による悪心

これで解決！ 次の一手

【悪性腹水による腹部膨満感】

＋ オピオイド持続皮下投与を増量

　➡ヒドロモルフォン 0.15 mg/時から 0.8 mg/時へ増量（5.3 倍）

- 4 時間後の評価：NRS 10 だったものが，NRS 6 まで軽減
- 12 時間後の評価：NRS 5 と満足を得る

→食事を 5 割摂取できるようになり，夜間も眠れるようになった

- 食後に NRS 8 に増強するため，食前後にレスキュー薬を使用（回数は 1 日 12 回から 1 日 4 ～ 5 回に減少）

【腸管内圧の上昇による悪心】

✚ ヒドロキシジン＋ミダゾラム持続注射を開始（p.213 Ⅱ-B-1 参照）

→ヒドロキシジン 4 mL（200 mg）＋ミダゾラム 4 mL（20 mg），0.05 mL/時，レスキュー：0.3 mL/回

→4 時間後の評価：NRS 0 と消失

- 上記治療にて，**眠気の増強はみられなかった**
- 悪心に対しては，ミルタザピン 7.5 mg，眠前を開始した翌日にヒドロキシジン＋ミダゾラム持続注射を終了とした．その後，在宅療養の希望のため，退院

📎 タマキさんの場合

- 60 歳台，女性．卵巣がん術後化学療法後，腹膜播種（大網脂肪織に結節が多発），傍大動脈リンパ節転移．PS 2．eGFR 85.0 mL/分．
- 化学療法をしていたが，1 ヵ月前から腹水が出現し，急速に増加．腹部膨満感に対して外来でヒドロモルフォン徐放製剤が開始される．しかし，腹部膨満感は急速に増大し呼吸困難も生じたため，入院．
- 腹水ドレナージ後，腹部膨満感はいったん軽減したが，倦怠感が出現し，全体として楽になった感覚が得られないばかりか，翌日には再び腹水の再貯留による腹部膨満感が増強．
- ヒドロモルフォン持続皮下注が開始され，毎日漸増するが，1 週間後，腹部膨満感が十分マネジメントできないため，緩和ケアチームへ紹介された．

🖊 アセスメント

- 腹部膨満感：NRS 10，レスキュー薬（ヒドロモルフォン 0.15 mg/回）で NRS 7 〜 9 となり 1 時間もつ，目標は NRS 5 〜 6
  - ➡レスキュー薬をほぼ 2 時間おきに 1 日 12 回使用，腹部膨満感のため夜間不眠だが，日中の眠気はない
  - ➡レスキュー薬を 1 mg として単回投与したところ，眠気なく NRS 6 まで軽減した
- 軽度の悪心（NRS 1 〜 3）がある
- 腹部膨満感，早期満腹感，持続的な悪心のため，食事は 1 〜 2 割しか摂取していない
- 排便は毎日，水様〜泥状便が得られている．腹部単純 X 線でも異常な便の貯留はない
- 腹水により腹部は膨隆し緊満
- 腸蠕動はやや減弱
- 腹膜播種による滲出性腹水〔血清腹水アルブミン濃度勾配（SAAG）：2.6-2.0=0.6 ＜ 1.1〕

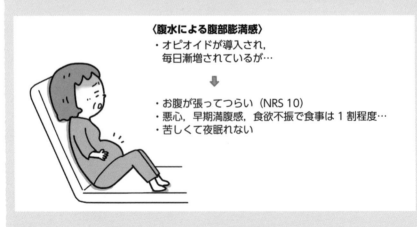

〈腹水による腹部膨満感〉
- ・オピオイドが導入され，毎日漸増されているが…

⬇

- ・お腹が張ってつらい（NRS 10）
- ・悪心，早期満腹感，食欲不振で食事は 1 割程度…
- ・苦しくて夜眠れない

➡腹水による腹部膨満感が激しく，迅速なオピオイドのタイトレーションが必要．また腸管内圧の上昇による悪心への対応もできるとよい

メッセージ 1　腹水を利尿薬で対処するとき

　腹部膨満感に対処する際，まずはその原因を評価します（**表1**）．なかでも腹水は，強い腹部膨満感を生じます．腹水に対する治療は，利尿薬，腹水ドレナージ，輸液の減量などが行われていますが，どれも切り札にはならず難渋することが多いのが現状です．

　利尿薬を検討する際には，漏出性腹水なのか滲出性腹水なのか…ちょっと立ち止まって考えてみます．利尿薬の効果が異なるからです（**表1**）．**漏出性腹水**は，巨大肝転移，リンパ節転移などで門脈が滞って門脈圧が亢進し，行き場を失った門脈内の水分が腹腔内に**漏れて**生じます．**蛋白が少なく利尿薬の効果が期待できます**．

　一方，がん性腹膜炎などで血管新生促進，血管透過性亢進から生じる**滲出性腹水**では，**利尿薬の効果は一般に得られにくい**と考えられています．漏出性か滲出性かは，血清アルブミンと腹水アルブミンの差である SAAG で推定されます（**表1**）．がん患者では，漏出性と滲出性の両者を合併していることも少なくないものの，上記を参考に利尿薬を開始するかどうか検討します．

表1　**腹部膨満感を生じる病態と対処法**

原因となる病態			緩和治療	鎮痛薬の適応
腹水	滲出性腹水 （SAAG < 1.1 g/dL）	がん性腹膜炎	・腹水ドレナージ ・輸液の減量	○
	漏出性腹水 （SAAG ≧ 1.1 g/dL）	門脈圧亢進 （巨大肝転移， リンパ節転移， 肝硬変，心不全）	・利尿薬 ・腹水ドレナージ ・輸液の減量	○
腸閉塞	腸管拡張による伸展痛		・減圧治療 （ドレナージ， オクトレオチド， ステロイドなど）	○
	蠕動痛			△ 補助的な使用にとどめ，ブチルスコポラミンを使用
腹部腫瘍				○
便秘			・便秘治療薬 ・経直腸的処置	×

タマキさんの場合は，がん性腹膜炎による腹水で，肝転移や大きな腹腔内のリンパ節転移もないため，滲出性腹水と推測され，腹水穿刺により得られた SAAG 値でもそれが裏づけられました．実際，利尿薬は使用せず，腹水ドレナージとオピオイドが使用されました．

　利尿薬を用いる場合には，"衰弱している患者では頻尿が負担にならないか？"ということにも配慮し，電解質（Na，K 値）や腎機能のモニタリングを行ないながら，また患者の満足度を評価し**漫然とした使用にならないよう注意**します．

💊 利尿薬の処方例

①電解質異常がないことをまず確認

②（塩類利尿薬）フロセミド 1 回 20 〜 40 mg ＋スピロノラクトン 1 回 50 〜 100 mg，1 日 1 回内服
- フロセミドは低ナトリウム血症，低カリウム血症，長期投与での腎機能悪化に注意する．また，血中アルブミンと結合し効果をあらわすため，低アルブミン血症の患者では効果が十分発揮されにくい．
- スピロノラクトンは，高カリウム血症に注意する．

③（②が無効な場合，水利尿薬）トルバプタン 1 回 7.5 mg，1 日 1 回内服
- 低アルブミン血症でも効果が得られやすい．
- 塩類利尿薬の無効例でも効果が得られるとの報告があり，実際そういった例を少なからず経験する．しかし，進行終末期がんでは，その効果は一時的なものであることが多いため，使用中は効果を定期的に見極めて漫然とした投与にならないようにする．

✉ メッセージ 2　腹水ドレナージの適応

　利尿薬の効果が乏しい場合や，腹水貯留による苦痛が強い場合には，腹水ドレナージが行われます．**有害事象（倦怠感，感染，循環血漿量の減少，蛋白喪失など）が問題にならなければ，ドレナージにより腹部膨満感はすみやかに軽減されメリットを得る**ことができます．

　一方，ドレナージによる効果が持続しない場合（再貯留までの期間が数日の場合），倦怠感が強い場合，循環動態への影響が懸念される場合，その他凝固系異常などの禁忌がある場合には，オピオイドなどの鎮痛薬を上手に利用する必要があります．

腹水による腹部膨満感には，経験的に非オピオイド，オピオイドといった鎮痛薬がある程度効果があります．ただし，効果を実感するには**十分な増量**がポイントとなります．**痛みより膨満感のほうが，高用量のオピオイドが必要となる**印象があります．ところが，痛みに対するオピオイドの増量には慣れていても，腹部膨満感となると増量ペースが鈍りがちになるのではないでしょうか．腹部が膨隆している患者が「お腹が張る」と訴えたとき，「腹水があるからお腹が張るのは当然」と思ってしまうものですし，患者の訴えが"張り感などの身体的な苦痛"なのか"腹部が膨隆していることへの心理的な苦痛，不安"を意味しているのか，区別がむずかしいといったことが影響するのかもしれません．**眠気がなければ腹部膨満感（身体的苦痛）が和らぐまで，十分なオピオイドの増量**を試してみます．

　タマキさんの場合は，1度に5倍とかなりの増量をしました．レスキュー薬を1日12回使用していますが，レスキュー薬の効果が不十分であることから，12回分のベースアップ（1.5倍）では患者の目標に到達しないことは明らかです．そこでレスキュー薬を0.15 mgではなく1 mg投与したところ，患者の満足に近い苦痛緩和が得られたため，このような思い切った増量をしました．もちろん，その後の評価をきちんと行い適切な投与量に調整します．

　また，タマキさんの場合は悪心を伴っていたため，**ヒドロキシジン＋ミダゾラム**を併用しました．ジアゼパムといった**ベンゾジアゼピン系薬が緊張している腹筋の弛緩作用を生み，腹部膨満感に効果的である**ことが経験されるといった報告がみられます[1]．タマキさんの場合でも，ベンゾジアゼピン系のミダゾラムが症状軽減に寄与した可能性はあるかもしれません．しかし，筆者は眠気が問題となっていないなら基本的にはオピオイドを増量するようにしています．

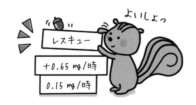

メッセージ 4 　腹水貯留によるその他の症状のマネジメントも
並行して行う

　腹水貯留により腹腔内圧が上昇するので，消化管が圧排され，**しばしば悪心・嘔吐や食欲不振を合併**します．腹水や宿便，腸閉塞などで腸管内圧が上昇し腸管が伸展されると，腸管壁の腸管クロム親和性細胞からセロトニンが放出され，求心性の迷走神経，内臓神経を介して嘔吐中枢を刺激して悪心・嘔吐が生じます．タマキさんの悪心の原因は腸管内圧の上昇によるものと思われます．

　特に，タマキさんのように悪心・嘔吐が少しでもある場合には，制吐薬を使用することで〔迅速かつ確実な効果という点で，**おすすめはヒドロキシジン＋ミダゾラム**（p.213 Ⅱ-B-1 参照）〕，患者の「つらい」感覚が全体として和らぎ「楽になった」感覚が得られます．

　以上のように，症状緩和の切り札のない"腹水による腹部膨満感"に対しては，総合的に対処することが大切です．

■ **文献**
1)　長美鈴：腹部膨満感に対するジアゼパムの使用について．緩和ケア 28：446，2018

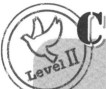

痛み以外のむずかしい症状も もっと対応できる

Level II

3. 倦怠感の緩和ケア

じっとしていれば楽ですけど，動くのは億劫です．思うように家事ができません．家族の食事もつくれないなら，生きている意味がありません．家族は，お母さんはいてくれるだけでいいよ，っていってくれるんですけど．

現処方

・ヒドロモルフォン徐放製剤 12 mg/日，分 1
・レスキュー薬：ヒドロモルフォン速放製剤 2 mg/回
・便秘治療薬（ナルデメジン 0.2 mg/日，分 1，酸化マグネシウム 1 g/日，分 3）

PROBLEM LIST

がんの進行による一次的倦怠感

これで解決！ 次の一手

【ステロイドが有効な時期】

✚ デキサメタゾンまたはベタメタゾンを開始 ：1回 2 ～ 4 mg/日，起床時または朝食後

➡ デキサメタゾン 2 mg/日を開始したところ，翌日には倦怠感は NRS 6 から 3 に軽減，食欲不振も軽減し，調理もゆっくりだができるようになった

➡ 1 週間後の外来で，「身辺整理のために外出をしたいし，趣味の散歩を楽しめるようになりたい」との希望があり，デキサメタゾンを 4 mg/日へ増量

→翌日から倦怠感はほぼ消失，食欲も回復し，外出もできるようになり身辺整理，散歩などを楽しめるようになった

→1ヵ月後，倦怠感と食欲不振が再び急速に増強し，PPS は 30% とほとんど寝たきりとなり入院．アルブミン 2.5 g/dL，ヘモグロビン 9.6 g/dL と低下し貧血も進行，Na 133 mEq/L と軽度の低ナトリウム血症を認め，下肢の軽度浮腫と腹水を認めるようになった．**デキサメタゾン 8 mg/日，朝 1 回に増量**したところ，3 日間は倦怠感，食欲不振の軽減がみられた

【ステロイドが無効な時期】
+ **ステロイドを漸減**

+ **日中ミダゾラム持続注射 0.25 mg/時を開始**

→4 日後には再び倦怠感と食欲不振は増悪し，トイレまでの歩行も車いす全介助となった．不眠を訴えるようになり，日中臥床していても「眠いのに，だるくてぐっすり眠れない感じ」「身の置きどころのないようなだるさ」を訴えるようになり，家族の面会も負担となった

→ステロイドによる不眠の影響を考え，**デキサメタゾンを 4 mg ➡ 2 mg ➡ 1 mg と漸減**，睡眠薬による**夜間睡眠マネジメント**を行ったが，日中の倦怠感の訴えは変わらなかった

→**日中ミダゾラム 0.25 mg/時を開始**したところ，日中はうとうとしながら心地よく過ごし，家族の面会時にはきちんと覚醒して笑顔で会話ができる状態となった．入院 2 週間後穏やかに永眠．亡くなる前日まで会話は可能であった

【ステロイドが有効な時期】
・デキサメタゾン 2 mg/日で NRS 3 へ
　➡4 mg/日へ増量

食事

散歩

整理

【ステロイドが無効な時期】
・ミタゾラム 0.25 mg/時開始
・ステロイドは漸減

休息

ミヨコさんの場合

- 50歳台, 女性. 大腸がん術後再発, 化学療法後, 外来通院中. PS 3.
- 化学療法を繰り返していたが, 多発性肝転移が増大し, 化学療法は無効となり中止.
- 化学療法終了後も NRS 3 程度の倦怠感が持続していたが, この1ヵ月で倦怠感が増強し, PS が低下してきた. 倦怠感と同時に食欲も低下したため, 緩和ケアチームに紹介された.
- 痛みはオピオイド徐放製剤で緩和されており, 人工肛門から順調な排便が得られている.

アセスメント

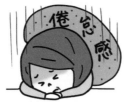

〈倦怠感〉
・1ヵ月前から増悪し, NRS 3→NRS 6 に

〈食欲不振〉

・眠気, 胸水, 腹水なし
・その他, 二次的倦怠感を示す所見なし
↓
がん進行による一次的倦怠感

- 倦怠感は, 1ヵ月前から急速に増悪し, NRS 6
- 動くのが億劫で, 家事が思うようにできなくなった
- 食欲不振があるが, 体力を維持しようと通常の食事の半分程度を努力して摂取している
- 体重はこの1ヵ月で 5 kg (10%) 減少
- 気持ちの落ち込みや不眠が一時的にあったものの, 現在は回復している
- アルブミン 2.9 g/dL と低下, ヘモグロビン 10.3 g/dL と軽度貧血があるが, 肝・腎機能, 電解質は正常

- 眠気はなく，CT 上，胸水，腹水も認められない
- 予後予測：PPS 50％，PPI 3.5 点，PaP スコア 7 点
➡ **二次的倦怠感の明らかな原因はなく，がんの進行による一次的倦怠感と考えられる．また，予後はおおむね 1 ～ 2 ヵ月程度と考えられる．患者の希望に沿った過ごし方をかなえられるように，可能な範囲で倦怠感を和らげられるようにする**

 ## メッセージ 1　がん患者の倦怠感の頻度は高い

　がん患者では，抗がん薬や放射線といった治療により倦怠感を生じますが，終末期ではほぼ全例に生じるともいわれ，痛みより高頻度です．特に予後 1 ～ 2 ヵ月ごろから，急速に倦怠感の程度が強くなります[1]．高頻度にもかかわらず治療法が限られているのですが，だからこそ限られた治療法を適切な時期に最大限に生かしたいものです．それにはまず，**倦怠感をきちんと抽出する**必要があります．

 ## メッセージ 2　倦怠感についてきちんと質問しましょう

　倦怠感が問題になるのは，倦怠感そのものの苦痛に加えて，**"やりたいことができない" "生きがいにしていることができない"といった，生活上の障害や全人的な苦痛につながる**からです．ミヨコさんも，倦怠感の増悪により急に家事ができなくなり，生きている意味を感じられなくなっていました．

　また倦怠感をキャッチすることができれば，倦怠感を主訴とする治療可能な病態をいち早く発見し，治療することもできます（**表1**）．がん患者の倦怠感の原因として代表的なものは，発熱，感染症，貧血，電解質異常，肝・腎機能障害，薬剤です．さらに**不眠や抑うつが関与していることも多く，睡眠マネジメントを行うことで倦怠感が改善する可能性**があります．

　ところが，患者も医療者も漠然と「だるいのは仕方ない，治療の対象ではない」ととらえて，倦怠感を話題にしない場合が少なくありません．そのため，きちんと患者に**「疲れやすいですか？」と倦怠感について質問し，抽出する**ことが大切です（**図1**）．

一次的倦怠感	• 腫瘍の存在などによる炎症性サイトカイン
二次的倦怠感	• 抗腫瘍治療：放射線治療，化学療法 • 薬剤性：オピオイド，向精神薬 • 全身性：発熱，貧血，感染症，脱水，便秘，悪心・嘔吐 • 代謝性：電解質異常，肝不全，腎不全 • 内分泌性：副腎不全，高血糖，性ホルモン低下 • 心因性：不眠，抑うつ，不安

［余宮きのみ：ここが知りたかった緩和ケア改訂第2版，南江堂，東京，p.155，2019より改変し転載］

メッセージ 3　倦怠感が抽出されたら，その原因を考えてみましょう

　がん関連倦怠感は，主に炎症性サイトカインが関連する**一次的倦怠感**と，ほかの原因による**二次的倦怠感**に分けられます（表1）．一次的倦怠感には特異的な検査データはなく，二次的な倦怠感を除外したうえで診断されます．**まずは二次的倦怠感の原因検索**を行い，改善可能な病態が同定されれば，その病態に対しての治療を検討します．そのうえで，残存する倦怠感に対する症状緩和としてステロイドを検討することとなります（図1）．

　ステロイドの倦怠感への効果のメカニズムの詳細は不明ですが，免疫反応を抑制することにより，サイトカインの産生を抑制することや気分高揚作用などが推測されます．

　ミヨコさんの場合，二次的倦怠感の原因は見当たらず，がんの進行による一次的倦怠感と考えられ，ステロイドが治療の選択肢としてあがります．

メッセージ 4　比較的全身状態がよい時期には，ステロイドで活動的に

　ステロイドの有効性の予測因子として，PPS > 40％，眠気がないこと，腹水・胸水がないことが抽出され，有効例では生存期間が有意に長いことが報告されています[2]．つまり，体液過剰徴候や眠気がある，ほとんど臥床して過ごすようなADLになると，ステロイドの効果は得られにくくなるということです．

　ミヨコさんは当初，月単位の予後と予測され，PPSも50％に保たれていたことから，有効な時期にステロイドを開始し活動的に過ごせたといえます．進行が

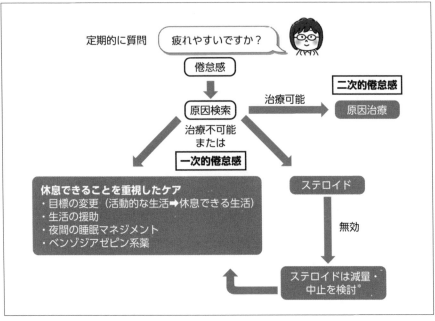

図1　がん関連倦怠感の緩和ケア

*ステロイドの減量・中止：倦怠感に対しては無効であっても，痛みや呼吸困難，神経圧迫など，ほかの局所症状に対して効果的な場合には，減量・中止については慎重に検討する.

ん患者では，定期的に倦怠感について質問し，**期を逸することなくステロイドを活用し，限りある時間を有意義に過ごす援助**ができるとよいでしょう.

　メッセージ 5 | **ステロイドが無効になったら減量・中止を検討し，休息できるように**

　全身状態がきわめて不良な予後数日〜短めの週単位の段階になると，ステロイドは無効になります.**ステロイドが有効な予後1〜2ヵ月，3〜4週では倦怠感をできる限り軽減し，活動的に過ごせることを目標としますが，衰弱が進行し予後数日〜短めの週単位の段階では，活動的に過ごすのではなく，体力を温存しながら倦怠感と上手に付き合うことを目標とします.**衰弱が進行し活動的に過ごすのは困難になるという変化を患者，家族が受け止め，**目標を変更する心理的な援**

助も大切になります.

　実際には，それまで効果的だったステロイドが無効になったら，予後数日〜短めの週単位の可能性を念頭におき，ステロイドを減量し，**休息できることを重視したケアを行います（図1）.** この時期は, 不眠やせん妄が問題となることも多く，ステロイドを漫然と継続することで，不眠やせん妄を助長させる可能性もあります.

✉ メッセージ **6**　必要ならミダゾラムなどベンゾジアゼピン系薬を使用する

　ミヨコさんのように，ステロイドを中止しても"身の置きどころのない苦痛"のため休息できない場合，**ごく少量のミダゾラムを使用することで，まったく眠気を催さないレベルで倦怠感が和らぐ**ことを経験します.　いわば conscious sedation（意識下鎮静, 意識のある鎮静）です.　Conscious sedation は，さまざまな侵襲的な処置や検査に汎用されており，終末期の苦痛に対する報告[3] も散見されます.　ミヨコさんも，ミダゾラムを開始することで休息がとれるようになりエネルギーが温存され，面会にくる家族との時間を有意義に過ごすことができるようになりました.

　ミダゾラムは半減期が短いことから，仮に予想以上に眠気が出たとしても，減量・中止することで数時間以内に回復が得られるので，試してみてもよいでしょう.　また，慢性肝炎の患者が 5-HT_3 拮抗薬を内服したところ，プラセボ群に比べて倦怠感が有意に軽減したとの報告[4] があり，倦怠感にセロトニンが関与している可能性が示唆されています.　ミダゾラムなどのベンゾジアゼピン系薬も，GABA 神経系を介してセロトニンと拮抗するので，倦怠感に対する効果のメカニズムとしてありうる作用かもしれません.

✉ メッセージ **7**　倦怠感のある患者の睡眠マネジメントは重要

　私たちも，何度も起こされる夜間当直（夜勤）の翌日は倦怠感があるように，夜間の不眠は日中の倦怠感に直結します.　がん関連倦怠感のある患者ではなおさらでしょう.　夜間の睡眠状況を確認し，必要に応じて睡眠マネジメントを行います.　**熟睡感のある睡眠マネジメントが倦怠感の緩和につながります.**

日中にミダゾラムによる conscious sedation を行っている場合には，そのミダゾラムを夜間に適宜レスキュー薬として使用，あるいはミダゾラムの持続投与量を増量することで睡眠マネジメントを行うと簡便です.

> 💊 **処方例**
>
> 日中：ミダゾラム持続皮下注，投与速度 0.25 mg/時
> 夜間睡眠マネジメント：レスキュー 1.5 mg/回（20 分おきに使用可）
> レスキューが必要なようなら，投与速度 0.75 mg/時で持続投与〔レスキュー1.5 mg/回（20 分おきに使用可）〕→必要に応じてタイトレーション

■ **文献**

1) Seow H et al：Trajectory of performance status and symptom scores for patients with cancer during the last six months of life. J Clin Oncol 29：1151-1158, 2011
2) Matsuo N et al：Predictors of responses to corticosteroids for anorexia in advanced cancer patients：a multicenter prospective observational study. Support Care Cancer 25：41-50, 2017
3) 茅根義和他：末期がん患者における少量フェノバルビタールの持続皮下注入による conscious sedation. 死の臨 22：76-80, 1999
4) Piche T et al：Effect of ondansetron, a 5-HT$_3$ receptor antagonist, on fatigue in chronic hepatitis C：a randomised, double blind, placebo controlled study. Gut 54：1169-1173, 2005

Level III

痛み以外のむずかしい症状も もっと対応できる

4. 治療の決め手がなくても 試すことはできる ——婦人科がんの瘻孔

「あっ」と思ったときには便が出ています。1日10回以上もパット交換を してもらわなければなりません。夜は睡眠薬を飲んでいますが、パット交 換のために眠れません。これでは家に帰れません。お茶とか飲みたいけれ ど、便が増えるので我慢しています。

現処方

- ・高カロリー輸液 1,000 mL/日＋脂肪乳剤 20% 100 mL/日
- ・抗菌薬投与
- ・ブロチゾラム 0.5 mg/日，眠前

PROBLEM LIST

直腸腟瘻，膀胱腟瘻による苦痛

 これで解決！ 次の一手

＋ オクトレオチド持続注射 300 μg/日を開始

➡当日の夜から，夜間のパット交換なく中途覚醒せず眠れた．日中も 2〜3回/ 日のパット交換となる

スミヨさんの場合

- 70歳台，女性．卵管がん術後（2年半前．子宮全摘，両側卵管・卵巣，大網，播種切除）．化学療法後，腹膜播種，骨盤内再発．左水腎症，腸閉塞，PS 3，eGFR 80.0 mL/分．右側の尿路閉塞/狭窄を伴う複雑性尿路感染症．

- 2ヵ月前に化学療法は終了し，在宅療養中であったが，嘔吐，腹痛，腹部膨満，排便・排ガスの停止が出現し入院．

- 腹部単純X線（図1）にて腸閉塞が疑われたため，絶食で経過観察となった．

- 症状は改善し，1週間後には泥状便がみられるようになったため，少量の食事が開始となった．しかし数日後，尿道カテーテルから便汁様のものが排出され，陰部からも便汁が溢流するようになり，瘻孔形成と診断された．

- 1週間経過しても便汁の溢流が続き，苦痛が強いため緩和ケアチームへ紹介された．絶食中．

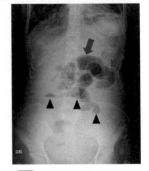

図1 腹部単純X線（入院時）

鏡面形成（矢印），拡張した小腸ガス（矢頭）を認め腸閉塞が疑われる．

アセスメント

- 瘻孔形成後は，悪心，腹痛などの腸閉塞症状は消失

【便汁，尿の溢流】
- 昼夜を問わず，1時間ごとにパット交換が必要で，1日に16～20回程度行っている．パット内は便，便汁，尿がたまっている．膀胱カテーテルが留置されているが，便の浮遊が目立つ

- 陰部・臀部に接触性皮膚炎があり，ワセリン，アズレン（アズノール®軟膏）にてスキンケア

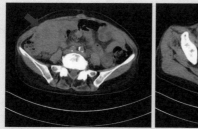
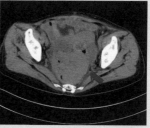

図2　CT（瘻孔形成の1ヵ月前）
骨盤内の多発性腫瘤．横行結腸，直腸と一塊になった巨大な腫瘤を認める（矢印）．

【その他の苦痛】

- パット交換で看護師に迷惑をかけていること
- 夜間不眠
- パット交換による疲労感
- 飲食したいが，排出液が増えることを懸念して飲めない
- パット交換は家族への負担が大きいので家で過ごせない
- 予後予測：PaPスコア8.5点，おおむね1ヵ月程度の余命と予測
- 骨盤内腫瘍（1ヵ月前のCT，図2）：多発性の骨盤内腫瘤が腸管に浸潤している．

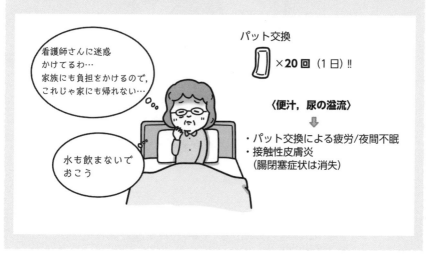

→ 直腸腟瘻と膀胱腟瘻の両方が形成されているが，終末期であり自然閉鎖や手術は見込めず，可能な範囲で本人の苦痛や負担を和らげる手段を検討する

✉ メッセージ 1　婦人科がん患者の瘻孔形成——まずは手術を検討

　婦人科がんでは，腸管（主に直腸）と腟（**直腸腟瘻**），または膀胱と腟（**膀胱腟瘻**）の間に瘻孔が形成され対応に難渋することがあります（**図3**）．瘻孔の原因には腫瘍浸潤のほか，骨盤内の手術や放射線治療といった医原性のものがあり，治療から数年後に発症する場合もあります．腟から便や尿が排泄されることで診断されます．スミヨさんは，骨盤内の腫瘍が増大し，直腸と腟，膀胱と腟の間に瘻孔が形成され，直腸腟瘻と膀胱腟瘻の両方が形成されたものと考えられます．

　瘻孔の治療法としては，人工肛門や尿路変更術などの外科治療を検討します．また，小さな瘻孔であれば，直腸腟瘻では禁飲食で**腸管の安静を保つ**，膀胱腟瘻では**膀胱カテーテルの留置**といった保存療法で自然閉鎖する場合があります．

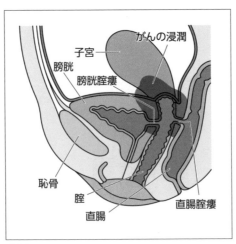

図3　膀胱腟瘻，直腸腟瘻

［松尾直樹：婦人科がん．薬事 55：1915-1922, 2013
より引用］

しかし，スミヨさんのように，終末期の瘻孔では自然閉鎖は期待できず，手術も困難です．かといって，決め手となる症状緩和のための薬物療法もなく，会陰周囲の皮膚を清潔に保つ**スキンケア**や可能な範囲での**感染対策**が中心となります．

メッセージ 2　治療がないなら試してみる──薬物療法

スミヨさんのように大量の腸液や便汁の流出による苦痛が強い場合には，抗コリン薬（ブチルスコポラミン）やオクトレオチドによる腸液の減量，PPI，ヒスタミン H_2 受容体拮抗薬による胃液の減量を試みます．抗コリン薬は口渇が増強するので口腔ケアを併せて行います．

スミヨさんの場合は，まずは口渇の副作用が少ないオクトレオチドを使用したところ，効果があり QOL の向上が得られました．

症状緩和では，決め手となる方法がないからといって，何もしなければ症状の改善は得られません．効果があれば患者の苦痛が大きく改善する場合もあり，副作用が許容できるのであれば試さない手はありません．効果をきちんと評価し，効果と副作用のバランスを考え，継続するかどうかについても検討します．

付録

各オピオイドの換算の目安

経口モルヒネ	60 mg
経口トラマドール	≒約 300 mg
経口コデインリン酸塩	≒約 360 mg
経口ヒドロモルフォン	≒約 12 mg
経口オキシコドン	≒約 40 mg
経口タペンタドール	≒約 200 mg
フェンタニル貼付剤	≒約 0.6 mg
モルヒネ坐剤	≒約 40 mg
モルヒネ注	≒約 30 mg
ヒドロモルフォン注	≒約 3 mg
オキシコドン注	≒約 30 mg
フェンタニル注	≒約 0.6 mg

[余宮きのみ：ここが知りたかった緩和ケア，改訂第2版，南江堂，東京，p.42，2019 より引用]

Palliative Prognostic Index

Palliative Prognostic Index（PPI）		点数
全身状態（PPS）	10 〜 20 30 〜 50 ≧ 60	4 2.5 0
経口摂取量*¹	著明に減少（数口以下） 中等量減少（減少しているが数口よりは多い） 正常	2.5 1.0 0
浮腫	あり なし	1.0 0
安静時呼吸困難	あり なし	3.5 0
せん妄	あり*² なし	4.0 0

*¹ 消化管閉塞のため高カロリー輸液を施行している場合は 0 点とする.
*² 原因が薬物単独，臓器障害に伴わないものは含めない.

PPI
● 6 点より大きい場合，予後が 3 週以内 ・陽性的中率 80% ● 4 点より大きい場合，予後が 6 週以内 ・陽性的中率 83%

［Morita T et al：The Palliative Prognostic Index：a scoring system for survival prediction of terminally ill cancer patients．Support Care Cancer 7：128-133, 1999 より著者作成］

PaP スコア

		点数
臨床的な予後の予測	1〜2 週	8.5
	3〜4 週	6.0
	5〜6 週	4.5
	7〜10 週	2.5
	11〜12 週	2.0
	≧ 13 週	0
食欲不振	あり	1.5
	なし	0
Karnofsky Performance Status (KPS)	10〜20	2.5
	≧ 30	0

		点数
呼吸困難	あり	1.0
	なし	0
白血球数 (/mm³)	＞ 11,000	1.5
	8,501〜11,000	0.5
	≦ 8,500	0
リンパ球 (%)	0〜11.9	2.5
	12〜19.9	1.0
	≧ 20	0

得 点	30 日生存確率	生存期間の 95%信頼区間
0〜5.5 点	＞70%	67〜87 日
5.6〜11 点	30〜70%	28〜39 日
11.1〜17.5 点	＜30%	11〜18 日

PaP スコア：Palliative Prognostic Score. 上記の通り，臨床的予後予測，食欲不振，KPS，呼吸困難，白血球数 (/mm³)，リンパ球 (%) より診断する.

［余宮きのみ：よい質問から広がる緩和ケア，南江堂，東京，p.77，2017 より引用］

デルマトーム

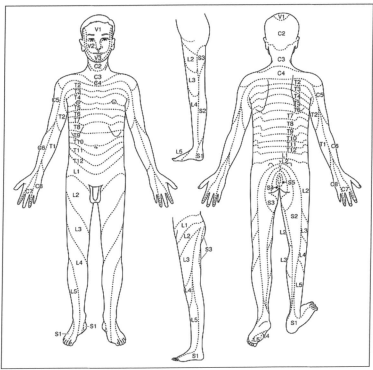

[日本緩和医療学会（編）：がん疼痛の薬物療法に関するガイドライン 2020 年版，金原出版，東京，p.24，2020 より許諾を得て転載]

索　引

事項索引

著者紹介

余宮 きのみ（よみや きのみ）
埼玉県立がんセンター緩和ケア科 科長

• 経 歴 •
1991 年　日本医科大学卒業
　　　　　内科，整形外科，神経内科を経て
1994 年　日本医科大学 リハビリテーション科
2000 年より現職，緩和ケア病棟，緩和ケア外来，
　　　　　緩和ケアチームで緩和ケアを実践

• その他 •
日本緩和医療学会 専門医
日本緩和医療学会 がん疼痛薬物療法ガイドライン改訂 WPG 員長（2014 年版，
　2020 年版）
日本臨床腫瘍学会 骨転移診療ガイドライン改訂版作成 WG 員（2015 年版）
日本膵臓学会 膵癌診療ガイドライン改訂委員会 委員（2016 年版，2019 年版）
独立行政法人医薬品医療機器総合機構 専門医員
埼玉がんリハビリテーション研究会 世話人
ルーテル学院大学附属人間成長とカウンセリング研究所 カウンセリング課程修了

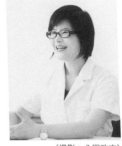

（撮影：八田政玄）

もっとうまくいく緩和ケア—患者がしあわせになる薬の使い方

| 2021 年 7 月 1 日　第 1 刷発行 | 著　者　余宮きのみ |
| 2022 年 9 月 30 日　第 2 刷発行 | 発行者　小立健太 |

発行所　株式会社 南 江 堂
☎113-8410 東京都文京区本郷三丁目 42 番 6 号
☎（出版）03-3811-7236 （営業）03-3811-7239
ホームページ https://www.nankodo.co.jp/
印刷・製本 日経印刷
装丁 渡澤　介

Providing Better Palliative Care;
Medication Plans which Empower Patients
© Nankodo Co., Ltd., 2021

装丁イラスト コイヌマユキ（asterisk agency）
本文イラスト 天野勢津子

定価は表紙に表示してあります．
落丁・乱丁の場合はお取り替えいたします．
ご意見・お問い合わせはホームページまでお寄せください．

Printed and Bound in Japan
ISBN978-4-524-24615-1